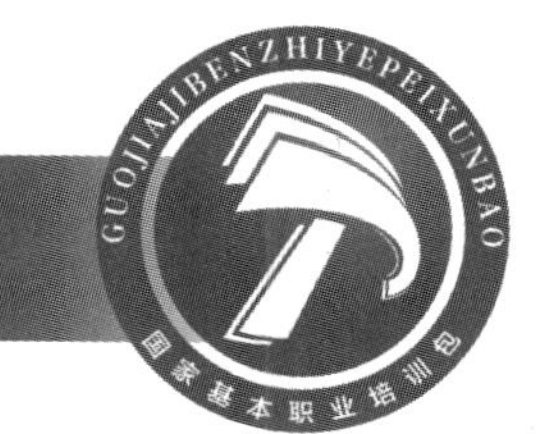

国家基本职业培训包（指南包 课程包）

保健按摩师

人力资源社会保障部职业能力建设司编制

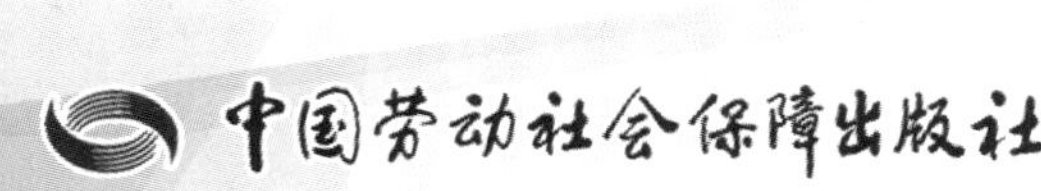

图书在版编目（CIP）数据

保健按摩师 / 人力资源社会保障部职业能力建设司编制. -- 北京：中国劳动社会保障出版社，2021

（国家基本职业培训包：指南包　课程包）

ISBN 978-7-5167-4931-9

Ⅰ. ①保…　Ⅱ. ①人…　Ⅲ. ①保健－按摩疗法（中医）－职业培训－教学参考资料　Ⅳ. ①R244.1

中国版本图书馆 CIP 数据核字（2021）第 139121 号

中国劳动社会保障出版社出版发行

（北京市惠新东街 1 号　邮政编码：100029）

*

三河市华骏印务包装有限公司印刷装订　新华书店经销

880 毫米 ×1230 毫米　16 开本　14 印张　246 千字

2021 年 8 月第 1 版　2021 年 8 月第 1 次印刷

定价：42.00 元

读者服务部电话：（010）64929211/84209101/64921644

营销中心电话：（010）64962347

出版社网址：http://www.class.com.cn

编制说明

为全面贯彻落实习近平总书记对技能人才工作的重要指示精神，进一步增强职业技能培训针对性和有效性，不断提高培训质量，培养壮大创新型、应用型、技能型人才队伍，按照《人力资源社会保障部办公厅关于推进职业培训包工作的通知》（人社厅发〔2016〕162号）的工作安排，我部持续组织开发培训需求量大的国家基本职业培训包，指导开发地方（行业）特色职业培训包，力争全面建立国家基本职业培训包制度，普遍应用职业培训包高质量开展各类职业培训。

职业培训包开发工作是新时期职业培训领域的一项重要基础性工作，旨在形成以综合职业能力培养为核心、以技能水平评价为导向，实现职业培训全过程管理的职业技能培训体系，这对于进一步提高培训质量，加强职业培训规范化、科学化管理，促进职业培训与就业需求的有效衔接，推行终身职业培训制度具有积极的作用。

国家基本职业培训包由指南包、课程包和资源包三个子包构成，是集培养目标、培训要求、培训内容、课程规范、考核大纲、教学资源等为一体的职业培训资源总和，是职业培训机构对劳动者开展政府补贴职业培训服务的工作规范和指南。

国家基本职业培训包遵循《职业培训包开发技术规程（试行）》的要求，依据国家职业技能标准和企业岗位技术规范，结合新经济、新产业、新职业发展编制，力求客观反映现阶段本职业（工种）的技术水平、对从业人员的要求和职业培训教学规律。

《国家基本职业培训包（指南包 课程包）——保健按摩师》是在各有关专家的共同努力下完成的。参加编写的主要人员有张海燕、成为品、张家瑞、周正坤、张明东、曹珏、华晓翠、刘冰星、路艳芳，参加审定的主要人员有杨金生、张振宇、张琳、王征美、邓孜。在编制过程中得到了北京市成人按摩职业技能培训学校、鼎硕教育科技集团有限公司、北京易芳堂科技发展有限公司、北京新中一健康管理有限公司等有关单位的大力支持，在此一并致谢。

人力资源社会保障部职业能力建设司

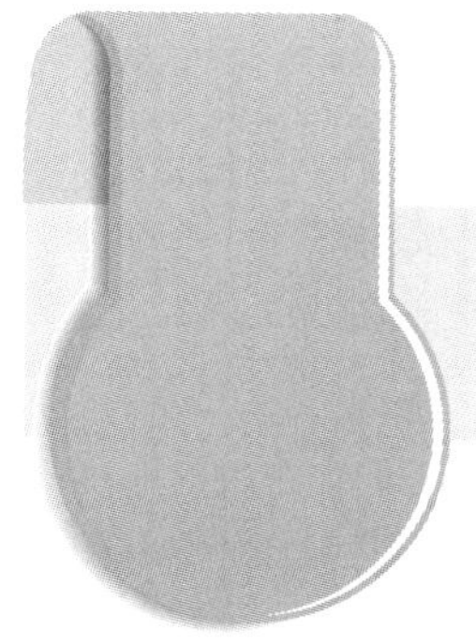

目 录

1 指 南 包

2 课 程 包

附录 培训要求与课程规范对照表

1

指南包

1.1 职业培训包使用指南

1.1.1 职业培训包结构与内容

保健按摩师职业培训包由指南包、课程包、资源包三个子包构成，结构如下图所示。

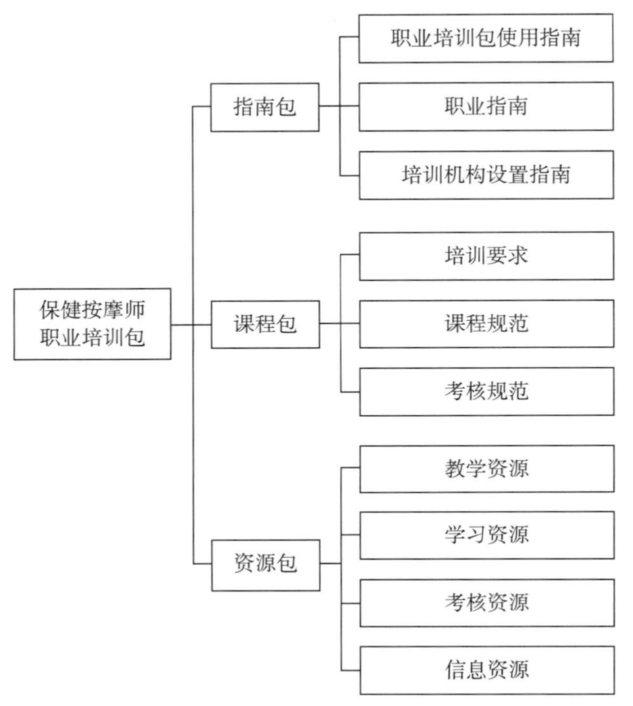

职业培训包结构图

指南包是指导培训机构、培训教师与学员开展职业培训的服务性内容总合，包括职业培训包使用指南、职业指南和培训机构设置指南。职业培训包使用指南是培训教师与学员了解职业培训包内容、选择培训课程、使用培训资源的说明性文本；职业指南是对职业信息的概述；培训机构设置指南是对培训机构开展职业培训提出的具体要求。

课程包是培训机构与教师实施职业培训、培训学员接受职业培训必须遵守的规范总合，包括培训要求、课程规范、考核规范。培训要求是参照国家职业技能标准、结合职业岗位工作实际需求制定的职业培训规范；课程规范是依据培训要求、结合职业培训教学规律，对课程设置、课堂学时、课程内容与培训方法等所做的统一规定；考核规范是针对课程规范中所规定的课程内容开发的，能够科学评价培训学员过程性学习效果与终结性培训成果的规则，是客观衡量培训学员职业基本素质与职业技能水平的标准，也是实施职业培训过程性与终结性考核的依据。

资源包是依据课程包要求，基于培训学员特征，遵循职业培训教学规律，应用先进职业培训课程理念，开发的多媒介、多形式的职业培训与考核资源总合，包括教学资源、学习资源、考核资源和信息资源。教学资源是为培训教师组织实施职业培训教学活动提供的相关资源；学习资源是为培训学员学习职业培训课程提供的相关资源；考核资源是为培训机构和教师实施职业培训考核提供的相关资源；信息资源是为培训教师和学员拓展视野提供的体现科技进步、职业发展的相关动态资源。

1.1.2 培训课程体系介绍

保健按摩师职业培训课程体系依据职业技能等级分为职业基本素质培训课程、五级 / 初级职业技能培训课程、四级 / 中级职业技能培训课程、三级 / 高级职业技能培训课程、二级 / 技师职业技能培训课程和一级 / 高级技师职业技能培训课程，每一类课程包含模块、课程和学习单元三个层级。保健按摩师职业培训课程体系均源自本职业培训包课程包中的课程规范，以学习单元为基础，形成职业层次清晰、内容丰富的“培训课程超市”。

保健按摩师职业培训课程学时分配一览表

职业技能等级	课堂学时		其他学时	培训总学时
	职业基本素质培训课程	职业技能培训课程		
初级	138	65	15	218
中级	20	110	30	160
高级	20	132	28	180
技师	8	109	10	127
高级技师	5	80	10	95

注：课堂学时是指培训机构开展的理论课程教学及实操课程教学的建议最低学时数。其中职业基本素质培训为理论知识培训课程，职业技能培训课程包含理论知识和操作技能培训课程。除课堂学时外，培训总学时还应包括岗位实习、现场观摩、自学自练等其他学时。

（1）职业基本素质培训课程

模块	课程	学习单元	课堂学时
1．职业道德与职业守则	1–1　道德与职业道德基本知识	道德与职业道德基本知识	2
	1–2　职业守则	职业守则	1
2．正常人体学基础知识	2–1　人体概述	（1）人体的分布与术语	1
		（2）人体的细胞与组织	1
	2–2　生命活动的基本特征	生命活动	1
	2–3　人体主要系统基本知识	（1）运动系统	8
		（2）消化系统	1
		（3）神经、内分泌系统	8
		（4）呼吸、循环、生殖、泌尿系统	1
3．中医学基础知识	3–1　阴阳学说	阴阳学说	1
	3–2　五行学说	五行学说	1
	3–3　藏象学说	（1）五脏基本知识	5
		（2）六腑基本知识	2
	3–4　精气血津液学说	（1）气、血基本知识	1
		（2）津、液基本知识	1
4．经络腧穴基础知识	4–1　经络基础知识	（1）经络概述	1
		（2）经脉循行	4
	4–2　腧穴基础知识	（1）腧穴概述	1
		（2）常用腧穴	16
	4–3　小儿常用穴位	小儿常用穴位	1
5．按摩学基础知识	5–1　按摩发展史	（1）按摩的形成	1
		（2）按摩发展简史	1
	5–2　按摩的作用原理	按摩的作用原理	1
	5–3　按摩介质	常用按摩介质及其作用	1
	5–4　保健按摩手法要求	保健按摩手法要求	1
	5–5　按摩基本手法	（1）摩擦类手法	3
		（2）摆动类手法	3
		（3）挤压类手法	3
		（4）振动类手法	1
		（5）叩击类手法	1
		（6）运动关节类手法	1

续表

模块	课程	学习单元	课堂学时
5．按摩学基础知识	5–6　小儿保健常用手法	小儿保健手法的特点与手法操作	2
	5–7　按摩适应证、禁忌证及注意事项	按摩适应证、禁忌证及注意事项	1
6．脊柱按摩相关知识	6–1　脊柱的结构与形态	脊柱的结构与形态	2
	6–2　脊柱的生理及生物力学	（1）脊柱的生理功能	1
		（2）脊柱的生物力学	2
	6–3　脊柱的运动功能	脊柱的运动功能	1
	6–4　脊柱的神经分布	脊柱的神经分布	2
	6–5　脊柱亚健康相关知识	（1）脊柱亚健康主要原因	1
		（2）脊柱亚健康主要表现	1
7．反射区按摩相关知识	7–1　耳部反射区按摩相关知识	（1）耳郭表面解剖及耳郭的组织结构	2
		（2）耳穴的定位及运用	2
	7–2　手部反射区按摩相关知识	（1）手部特点	2
		（2）手部反射区	2
	7–3　足部反射区按摩相关知识	（1）足部反射区按摩基本手法	2
		（2）足部及小腿部反射区定位及功效	4
8．按摩植物精油相关知识	8–1　天然植物精油概述	（1）植物精油的形成与萃取方法	1
		（2）植物精油的保存与鉴别	1
	8–2　植物精油的成分及特性	植物精油的成分及特性	2
	8–3　精油的作用及应用方法	（1）植物精油的作用	1
		（2）植物精油的调配及应用	2
9．保健调理相关知识	9–1　刮痧相关知识	（1）刮痧基础知识	1
		（2）刮痧常用手法及操作	2
	9–2　拔罐相关知识	（1）拔罐基础知识	1
		（2）拔罐常用手法及操作	2
	9–3　艾灸相关知识	（1）艾灸基础知识	2
		（2）艾灸常用手法及操作	3
	9–4　砭术相关知识	（1）砭术基础知识	1
		（2）砭术常用手法及操作	1

续表

模块	课程	学习单元	课堂学时
9. 保健调理相关知识	9–5　其他	（1）敷贴	1
		（2）运动拉伸	2
		（3）药浴熏蒸	2
10. 心理学相关知识	10–1　健康与心理健康概述	（1）健康	1
		（2）心理健康	1
	10–2　心理服务的对象、任务与原则	心理服务	1
	10–3　宾客的消费心理	（1）宾客的消费心理	1
		（2）判断宾客消费意向	1
	10–4　主宾关系的基本要素	建立良好主宾关系的基本要素	1
	10–5　主宾关系的技巧	加强主宾关系的技巧	1
11. 法律、法规相关知识	11–1　法律、法规相关知识	（1）《中华人民共和国劳动法》相关知识	1
		（2）《中华人民共和国消费者权益保护法》相关知识	1
		（3）《中华人民共和国劳动合同法》相关知识	1
		（4）《公共场所卫生管理条例》相关知识	1
课堂合计课时			138

注：本表所列为五级 / 初级职业基本素质培训课程，其他等级职业基本素质培训课程按“保健按摩师职业培训课程学时分配一览表”中相应的课堂学时要求进行必要的调整。

（2）五级 / 初级职业技能培训课程

模块	课程	学习单元	课堂学时
1. 按摩前工作	1–1　接待	接待宾客	1
	1–2　咨询	询问、介绍按摩服务项目	1
	1–3　操作间准备	准备操作间	1
2. 全身按摩	2–1　颈肩部按摩	颈肩部按摩	4
	2–2　背腰部按摩	背腰部按摩	4
	2–3　下肢后侧部按摩	下肢后侧部按摩	4
	2–4　头面部按摩	头面部按摩	4

续表

模块	课程	学习单元	课堂学时
2．全身按摩	2–5　胸腹部按摩	胸腹部按摩	4
	2–6　上肢部按摩	上肢部按摩	4
	2–7　下肢前侧、内侧、外侧部按摩	下肢前侧、内侧、外侧部按摩	4
	2–8　背腰部精油按摩	背腰部精油按摩	4
3．足部按摩	3–1　浴足	浴足	3
	3–2　足底部按摩	足底部按摩	8
	3–3　放松整理	放松整理	3
4．脊柱按摩	4–1　背腰部保健按摩	背腰部按摩	4
	4–2　腹部保健按摩	腹部按摩	3
5．反射疗法	5–1　耳部反射区位置	耳部脏腑反射区位置	4
	5–2　手部反射区位置	手部脏腑反射区位置	3
6．按摩后工作	6–1　按摩后服务	按摩后的服务工作	1
	6–2　操作间整理	按摩后的整理工作	1
课堂学时合计			65

（3）四级 / 中级职业技能培训课程

模块	课程	学习单元	课堂学时
1．按摩前工作	1–1　接待	接待服务	1
	1–2　咨询	服务项目推荐	1
	1–3　操作间准备	环境与器具准备	1
2．全身按摩	2–1　食欲不振按摩	食欲不振按摩	5
	2–2　胸闷按摩	胸闷按摩	5
	2–3　头部不适按摩	头部不适按摩	5
	2–4　颈肩部酸沉按摩	颈肩部酸沉按摩	5
	2–5　四肢酸沉按摩	四肢酸沉按摩	5
	2–6　焦虑紧张按摩	焦虑紧张按摩	5
	2–7　睡眠不佳按摩	睡眠不佳按摩	5
	2–8　记忆力减退按摩	记忆力减退按摩	5
	2–9　经络精油按摩	经络精油按摩	5

续表

模块	课程	学习单元	课堂学时
3．足部按摩	3–1　按摩介质的选择	按摩介质的类别与使用	2
	3–2　足底、足内、足外、足背部位按摩	足底、足内、足外、足背部位按摩	20
4．脊柱按摩	4–1　俯、仰卧位脊柱按摩	俯、仰卧位脊柱按摩	6
	4–2　坐位脊柱按摩	坐位脊柱按摩	2
5．反射疗法	5–1　耳、手部反射区检查	（1）耳部反射区检查	5
		（2）手部反射区检查	5
	5–2　足底、足内、足外、足背部位反射区按摩	足底、足内、足外、足背部位反射区按摩	20
6．按摩后工作	6–1　按摩后服务	按摩后服务	1
	6–2　操作间整理	环境与用品用具整理	1
课堂学时合计			110

（4）三级 / 高级职业技能培训课程

模块	课程	学习单元	课堂学时
1．按摩前工作	1–1　接待	接待宾客	1
	1–2　咨询	推荐按摩服务项目	1
	1–3　操作间准备	准备操作间	1
2．全身按摩	2–1　头痛按摩	头痛按摩	8
	2–2　颈痛按摩	颈痛按摩	8
	2–3　肩痛按摩	肩痛按摩	8
	2–4　肘痛按摩	肘痛按摩	8
	2–5　腰痛按摩	腰痛按摩	8
	2–6　足跟痛按摩	足跟痛按摩	4
	2–7　胃痛按摩	胃痛按摩	8
	2–8　痛经按摩	痛经按摩	8
	2–9　失眠按摩	失眠按摩	4
	2–10　便秘按摩	便秘按摩	8
3．足部按摩	3–1　神经系统常见问题足部按摩	神经系统常见问题足部按摩	4
	3–2　循环系统常见问题足部按摩	循环系统常见问题足部按摩	4

续表

模块	课程	学习单元	课堂学时
3．足部按摩	3–3　呼吸系统常见问题足部按摩	呼吸系统常见问题足部按摩	4
	3–4　消化系统常见问题足部按摩	消化系统常见问题足部按摩	4
	3–5　泌尿系统常见问题足部按摩	泌尿系统常见问题足部按摩	4
	3–6　生殖系统常见问题足部按摩	生殖系统常见问题足部按摩	4
	3–7　内分泌系统常见问题足部按摩	内分泌系统常见问题足部按摩	4
	3–8　免疫系统常见问题足部按摩	免疫系统常见问题足部按摩	4
	3–9　运动系统常见问题足部按摩	运动系统常见问题足部按摩	4
4．脊柱按摩	4–1　颈椎亚健康按摩	颈椎亚健康按摩	3
	4–2　胸椎亚健康按摩	胸椎亚健康按摩	3
	4–3　腰椎亚健康按摩	腰椎亚健康按摩	3
	4–4　骨盆亚健康按摩	骨盆亚健康按摩	3
5．反射疗法	5–1　耳部反射区按摩程序	耳部反射区按摩	2
	5–2　手部脏腑反射区按摩程序	手部脏腑反射区按摩	2
	5–3　小腿部反射区按摩程序	小腿部反射区按摩	3
6．按摩后工作	6–1　按摩后服务	按摩后服务工作	1
	6–2　操作间整理	按摩后整理工作	1
课堂学时合计			132

（5）二级 / 技师职业技能培训课程

模块	课程	学习单元	课堂学时
1．全身按摩	1–1　揉腹法	（1）消化系统常见病的揉腹保健按摩	2
		（2）运动系统常见病的揉腹保健按摩	2

续表

模块	课程	学习单元	课堂学时
1．全身按摩	1-1　揉腹法	（3）生殖系统常见病的揉腹保健按摩	2
		（4）内分泌系统常见病的揉腹保健按摩	2
	1-2　振腹法	（1）消化系统常见病的振腹保健按摩	2
		（2）运动系统常见病的振腹保健按摩	3
		（3）生殖系统常见病的振腹保健按摩	2
		（4）内分泌系统常见病的振腹保健按摩	2
2．脊柱按摩	2-1　颈椎相关病按摩	（1）颈型颈椎病按摩	3
		（2）落枕按摩	2
		（3）小儿肌性斜颈按摩	2
		（4）颈源性眩晕按摩	3
	2-2　胸椎相关病按摩	（1）背肌筋膜炎按摩	3
		（2）胸椎小关节紊乱按摩	3
		（3）脊源性心悸按摩	2
		（4）脊源性胃脘痛按摩	2
	2-3　腰骶椎相关病按摩	（1）腰肌劳损按摩	2
		（2）腰椎间盘突出症按摩	3
		（3）急性腰扭伤按摩	2
		（4）骶髂关节损伤按摩	3
3．反射疗法	3-1　常见病耳部反射区疗法	（1）扁桃体炎的耳部反射区疗法	1
		（2）结膜炎的耳部反射区疗法	1
		（3）肥胖的耳部反射区疗法	1
		（4）便秘的耳部反射区疗法	1
		（5）假性近视的耳部反射区疗法	1
		（6）失眠的耳部反射区疗法	1
		（7）消化不良的耳部反射区疗法	1
		（8）痛经的耳部反射区疗法	1
		（9）颈椎病的耳部反射区疗法	1
		（10）腰痛的耳部反射区疗法	1

续表

模块	课程	学习单元	课堂学时
3．反射疗法	3-2　常见病手部反射疗法	（1）五脏不适症的手部反射区按摩	2
		（2）六腑不适症的手部反射区按摩	2
4．制定按摩方案	4-1　体质辨识	（1）九种体质的基本类型及特征	4
		（2）宾客体质的确认	1
	4-2　体质保健	（1）制定不同体质的保健按摩方案	5
		（2）制定不同体质的辅助调理方案	8
5．培训与指导	5-1　专业培训	（1）制订培训计划和编写培训教案	4
		（2）对三级 / 高级按摩师及以下人员进行业务培训	8
		（3）撰写论文	4
	5-2　技能指导	（1）制订技能指导方案	4
		（2）对三级 / 高级按摩师及以下人员进行技能指导	10
课堂学时合计			109

（6）一级 / 高级技师职业技能培训课程

模块	课程	学习单元	课堂学时
1．全身按摩	1-1　疑难杂症按摩	（1）高血压按摩	6
		（2）胸痛按摩	6
		（3）糖尿病按摩	4
		（4）更年期综合征按摩	4
		（5）中风后遗症按摩	8
	1-2　关节按摩	（1）关节按摩手法调理上肢关节常见症状	4
		（2）关节按摩手法调理下肢关节常见症状	4
		（3）关节按摩手法调理背腰部常见症状	4
	1-3　辅助疗法	（1）刮痧	4
		（2）拔罐	4

续表

模块	课程	学习单元	课堂学时
2. 健康管理	2–1　建档	（1）采集受术者健康信息	2
		（2）对受术者进行健康评估	2
		（3）建立健康档案	2
	2–2　随访	（1）分析受术者健康状况	2
		（2）对受术者进行随访	2
	2–3　分析	（1）分析受术者当前健康状况	3
		（2）分析受术者健康状况愈后发展	3
	2–4　指导	（1）指导受术者保健养生	3
		（2）指导受术者选择保健养生方法	3
3. 按摩机构管理	3–1　按摩机构建立及企业形象	（1）建立保健按摩机构	2
		（2）建立和调整企业形象	2
	3–2　企业管理方法	（1）营销管理	4
		（2）人力资源管理	2
课堂学时合计			80

1.1.3　培训课程选择指导

职业基本素质培训课程为必修课程，相当于本职业的入门课程，通常与五级 / 初级职业技能培训课程绑定。各级别职业技能培训课程由培训机构教师根据培训学员实际情况，遵循高级别涵盖低级别的原则进行选择。

原则上，初入职的培训学员应学习职业基本素质培训课程和五级 / 初级职业技能培训课程的全部内容，有职业技能等级提升需求的培训学员，可按照国家职业标准的"鉴定要求"，对照自身需求选择更高等级的培训课程。具有一定从业经验、无职业技能等级晋升要求的培训学员，可根据自身实际情况自主选择本职业培训课程。具体方法为：（1）选择课程模块；（2）在模块中筛选课程；（3）在课程中筛选学习单元；（4）组合成本次培训的整个课程。

培训教师可以根据以上方法对培训学员进行单独指导。对于订单培训，培训教师可以按照如上方法，对照订单要求进行培训课程的选择。

1.2 职业指南

1.2.1 职业描述

保健按摩师是运用经络腧穴和中医按摩手法，进行人体特定部位或穴位按摩的人员。

1.2.2 职业培训对象

参加保健按摩师职业培训的对象主要包括：城乡未继续升学的应届初高中毕业生、农村转移就业劳动者、城镇登记失业人员、转岗转业人员、退役军人、企业在职职工和高校毕业生等各类有培训需求的人员。

1.2.3 就业前景

保健按摩师的工作岗位有各级医院、社区或乡村卫生服务站、中医按摩馆、养老院、美容院等健康服务机构的技师岗位或管理岗位。

1.3 培训机构设置指南

1.3.1 师资配备要求

（1）培训教师任职基本条件

1）培训五级 / 初级保健按摩师的教师应具有本职业三级 / 高级职业资格证书、三级 / 高级技能等级认证或相关专业中级及以上专业技术职务任职资格。

2）培训四级 / 中级、三级 / 高级保健按摩师的教师应具有本职业二级 / 技师职业资格证书、二级 / 技师技能等级认证或相关专业高级专业技术职务任职资格。

3）培训保健按摩师二级 / 技师、一级 / 高级技师的教师应具有本职业一级 / 高级技师职业资格证书、一级 / 高级技师技能等级认证 3 年以上或相关专业高级专业技术职务任职资格 3 年以上。

（2）培训教师数量要求（以 20～50 人培训班为基准）

1）理论课教师：1 人以上；培训规模超过 50 人的，按教师与学员之比不低于 1∶50 配备教师。

2）实习指导教师：1 人以上；培训规模超过 20 人的，按教师与学员之比不低于 1∶20 配备教师。

1.3.2 培训场所设备配置要求

培训场所设备配置要求如下（以 30～50 人培训班为基准）：

（1）理论知识培训场所设备配置要求：同时容纳 30～50 人上课的大于 60 平方米的标准教室。多媒体教学设备齐全，含计算机、网络接入设备、投影仪、音响设备；具备条件的可以设录音、录像设备。

（2）操作技能培训场所设备配置要求：同时容纳 30～50 人上课的大于 60 平方米的标准教室。有便于开展互动式教学、演示、情景模拟等实训物品和材料。

保健按摩师实训室主要设备具体配置如下（按 30～50 人标准配备，每 2 人为一小组进行实训）：

保健按摩师实训教室主要设备配置要求对照表

等级	设备、工具、材料	数量	单位
五级 / 初级	按摩床	25	张
	床单、床罩	25	套
	按摩巾、洞巾	25	套
	板凳	50	张
	精油推车	6	个
	精油碗	25	个
	大浴巾	25	条
	精油毛巾	50	条
	一次性床单	50	张
	按摩精油	50	瓶
	闻香条	200	个
	足浴毛巾	100	条
	足部、手部、耳部模型	6	个
	按摩膏	50	瓶

续表

等级	设备、工具、材料	数量	单位
五级 / 初级	足浴盆	25	个
	一次性泡脚袋	50	个
	泡脚药包	50	袋
	酒精喷壶	25	个
	75%、95% 酒精	10	瓶
	1 : 1 骨骼模型	1	套
	经络肌肉模型	1	套
	消毒柜	1	套
四级 / 中级	按摩床	25	张
	床单、床罩	25	套
	按摩巾、洞巾	25	套
	板凳	50	张
	精油推车	6	个
	精油碗	25	个
	大浴巾	25	条
	精油毛巾	50	条
	一次性床单	50	张
	按摩精油	50	瓶
	闻香条	200	个
	足浴毛巾	100	条
	足部、手部、耳部模型	6	个
	按摩膏	50	个
	足浴盆	25	个
	一次性泡脚袋	50	个
	泡脚药包	50	袋
	酒精喷壶	25	个
	75%、95% 酒精	10	瓶
	1 : 1 骨骼模型	1	套
	经络肌肉模型	1	套
	消毒柜	1	套
	耳部探棒	25	支

续表

等级	设备、工具、材料	数量	单位
三级 / 高级	按摩床	25	张
	床单、床罩	25	套
	按摩巾、洞巾	25	套
	板凳	50	张
	精油推车	6	个
	精油碗	25	个
	大浴巾	25	条
	精油毛巾	50	条
	一次性床单	50	张
	按摩精油	50	瓶
	闻香条	200	个
	足浴毛巾	100	条
	足部、手部、耳部模型	6	个
	按摩膏	50	个
	足浴盆	25	个
	一次性泡脚袋	50	个
	泡脚药包	50	袋
	酒精喷壶	25	个
	75%、95% 酒精	10	瓶
	1∶1 骨骼模型	1	套
	经络肌肉模型	1	套
	消毒柜	1	套
	耳部探棒	25	支
	耳豆贴	50	贴
	颈椎模型	1	套
	胸椎模型	1	套
	腰椎模型	1	套
	骨盆模型	1	套
二级 / 技师	按摩床	25	张
	床单、床罩	25	套
	按摩巾、洞巾	25	套
	板凳	50	张

续表

等级	设备、工具、材料	数量	单位
二级 / 技师	精油推车	6	个
	精油碗	25	个
	大浴巾	25	条
	精油毛巾	50	条
	一次性床单	50	张
	按摩精油	50	瓶
	闻香条	200	个
	艾条	50	根
	艾灸灭火筒	25	个
	姜	25	个
	刮灰器具	25	套
	手部、耳部模型	4	个
	艾绒	50	包
	刮痧板	50	个
	刮痧精油	50	瓶
	罐具	25	套
	引火棒	25	把
	广口瓶	25	个
	脱脂棉	1	包
	酒精灯	1	个
	打火机	1	个
	酒精喷壶	25	个
	75%、95% 酒精	10	瓶
	1 : 1 骨骼模型	1	套
	经络肌肉模型	1	套
	消毒柜	1	套
	耳部探棒	25	支
	耳豆贴	50	贴
	颈椎模型	1	套
	胸椎模型	1	套
	腰椎模型	1	套
	骨盆模型	1	套

续表

等级	设备、工具、材料	数量	单位
一级 / 高级技师	按摩床	25	张
	床单、床罩	25	套
	按摩巾、洞巾	25	套
	板凳	50	张
	精油推车	6	个
	精油碗	25	个
	大浴巾	25	条
	精油毛巾	50	条
	一次性床单	50	张
	按摩精油	50	瓶
	闻香条	200	个
	刮痧板	50	个
	刮痧精油	50	瓶
	罐具	25	套
	引火棒	25	把
	广口瓶	25	个
	脱脂棉	1	包
	酒精灯	1	个
	打火机	1	个
	酒精喷壶	25	个
	75%、95% 酒精	10	瓶
	1：1 骨骼模型	1	套
	经络肌肉模型	1	套
	消毒柜	1	套
	颈椎模型	1	套
	胸椎模型	1	套
	腰椎模型	1	套
	骨盆模型	1	套

1.3.3　教学资料配备要求

（1）培训规范：《保健按摩师国家职业技能标准》《保健按摩师职业基本素质培

训要求》《保健按摩师职业技能培训要求》《保健按摩师职业基本素质培训课程规范》《保健按摩师职业技能培训课程规范》《保健按摩师职业基本素质培训考核规范》《保健按摩师职业技能培训理论知识考核规范》《保健按摩师职业技能培训操作技能考核规范》。

（2）教学资源、教材教辅、网络资源等内容必须符合“（1）培训规范”。

1.3.4 管理人员配备要求

（1）专职校长：1 人，应具有大专及以上文化程度、中级及以上相关专业技术职务任职资格，从事职业技术教育及教学管理 5 年以上，熟悉职业培训的有关法律法规。

（2）教学管理人员：1 人以上，专职不少于 1 人；应具有大专及以上文化程度、中级及以上相关专业技术职务任职资格，从事职业技术教育及教学管理 5 年以上，具有丰富的教学管理经验。

（3）办公室人员：1 人以上，应具有大专及以上文化程度。

（4）财务管理人员：2 人，应具有大专及以上文化程度。

1.3.5 管理制度要求

应建立健全完备的管理制度，包括办学章程与发展规划、教学管理、教师管理、学员管理、财务管理、设备管理等制度。

2

课程包

2.1 培训要求

2.1.1 职业基本素质培训要求

职业基本素质培训要求	培训内容	培训细目
1．职业道德与职业守则	1-1 道德与职业道德基本知识	（1）道德的含义 （2）职业道德的含义 （3）加强社会主义职业道德修养的意义 （4）保健按摩师的人生观与价值观 （5）文明的概念 （6）坚持文明服务
	1-2 职业守则	（1）遵纪守法，厚德敬业 （2）团结友善，密切协作 （3）尊重宾客，周到服务 （4）钻研技术，积极进取 （5）善于思考，勇于创新 （6）举止端庄，诚实守信
2．正常人体学基础知识	2-1 人体概述	（1）人体的分部 （2）解剖学姿势和常用术语 （3）人体的细胞与组织
	2-2 生命活动的基本特征	（1）新陈代谢表现 （2）兴奋性表现 （3）生殖表现
	2-3 人体主要系统基本知识	（1）骨的构成 （2）颅骨、躯干骨、四肢骨的结构特点 （3）颅骨、躯干骨、四肢骨的连接特点及功能 （4）骨骼肌的起止点及作用 （5）消化管和消化腺的结构及组成 （6）中枢神经和周围神经的组成及作用 （7）内分泌腺和内分泌组织的作用 （8）呼吸道、肺的生理功能 （9）心、动脉、静脉和毛细血管的结构及作用 （10）肾、输尿管、膀胱和尿道的结构及作用 （11）男性生殖器和女性生殖器结构及作用

续表

职业基本素质培训要求	培训内容	培训细目
3．中医学基础知识	3–1　阴阳学说	（1）中医学的基本特点 （2）阴阳的基本概念 （3）阴阳学说的基本内容 （4）阴阳在中医学中的应用
	3–2　五行学说	（1）五行的基本概念 （2）五行学说的基本内容 （3）五行学说在中医学中的应用
	3–3　藏象学说	（1）五脏基本知识 （2）六腑基本知识
	3–4　气血津液	（1）气、血的概念、特点及作用 （2）津、液的概念、特点及作用
4．经络腧穴基础知识	4–1　经络基础知识	（1）经络的概念 （2）手三阴经 （3）手三阳经 （4）足三阴经 （5）足三阳经 （6）任脉、督脉
	4–2　腧穴基础知识	（1）腧穴的概念 （2）腧穴的定位方法 （3）常用腧穴
	4–3　小儿常用穴位	（1）小儿常用穴位的定位 （2）小儿常用穴位的功效
5．按摩学基础知识	5–1　按摩发展史	（1）按摩的形成 （2）春秋战国时期的按摩发展 （3）秦汉时期的按摩发展 （4）晋、隋、唐、宋、金、元、明、清等时期的按摩发展 （5）近代、现代按摩发展
	5–2　按摩的作用原理	按摩的作用原理
	5–3　按摩介质	（1）按摩介质分类：粉剂、油剂、水剂、酊剂、精油 （2）按摩介质的作用
	5–4　保健按摩手法要求	（1）柔和 （2）均匀 （3）持久 （4）有力 （5）渗透

续表

职业基本素质培训要求	培训内容	培训细目
5．按摩学基础知识	5-5　按摩基本手法	（1）推法、擦法、搓法、摩法等摩擦类手法的定义及操作要领 （2）揉法、㨰法等摆动类手法的定义及操作要领 （3）按法、点法、拿法、拨法、捏法、捻法等挤压类手法的定义及操作要领 （4）抖法、振法等振动类手法的定义及操作要领 （5）拍法、击法、叩法、啄法、弹法等叩击类手法的定义及操作要领 （6）摇法、拔伸法和屈伸法等运动关节类手法的定义及操作要领
	5-6　小儿保健常用手法	（1）小儿保健手法的特点 （2）推、拿、按、摩、揉、运、掐、捏等手法的操作方法及要领
	5-7　按摩适应证、禁忌证及注意事项	（1）按摩的适应证 （2）按摩的禁忌证 （3）按摩注意事项
6．脊柱按摩相关知识	6-1　脊柱的结构与形态	（1）椎骨的组成 （2）椎骨的特点 （3）椎骨间的连接 （4）脊柱的肌肉 （5）脊柱的形态
	6-2　脊柱的生理及生物力学	（1）脊柱的生理功能 （2）脊柱的生物力学
	6-3　脊柱的运动功能	（1）运动轴 （2）杠杆 （3）致动体 （4）限制体
	6-4　脊柱的神经分布	（1）脊髓 （2）脊神经 （3）自主神经
	6-5　脊柱亚健康相关知识	（1）脊柱问题的主要原因 （2）脊柱诊查 （3）脊柱问题的主要表现

续表

职业基本素质培训要求	培训内容	培训细目
7．反射区按摩相关知识	7–1　耳部反射区按摩相关知识	（1）耳郭的表面解剖 （2）耳郭正面的表面解剖部位及名称 （3）耳郭背面的表面解剖部位及名称 （4）耳轮、耳舟、对耳轮、三角窝等区域耳穴的定位及运用
	7–2　手部反射区按摩相关知识	（1）手部形态 （2）手部温度 （3）手部颜色 （4）手的活动度 （5）手部反射区
	7–3　足部及小腿部反射区按摩相关知识	（1）足部按摩基本手法 （2）足部及小腿部反射区定位及功效
8．按摩精油相关知识	8–1　天然植物精油概述	（1）植物精油的形成 （2）植物精油萃取方法 （3）植物精油的保存 （4）植物精油的鉴别
	8–2　植物精油的成分及特性	（1）植物精油的成分 （2）植物精油的特性
	8–3　植物精油的作用及应用方法	（1）植物精油的作用 （2）植物精油的应用方法 （3）植物精油的调配
9．保健调理相关知识	9–1　刮痧相关知识	（1）刮痧基础知识 （2）刮痧常用手法及操作
	9–2　拔罐相关知识	（1）拔罐基础知识 （2）拔罐常用手法及操作
	9–3　艾灸相关知识	（1）艾灸基础知识 （2）艾灸操作方法及应用
	9–4　砭术相关知识	（1）砭术基础知识 （2）砭术常用手法及操作
	9–5　其他	（1）敷贴 （2）运动拉伸 （3）药浴熏蒸
10．心理学相关知识	10–1　健康与心理健康概述	（1）健康的含义 （2）心理健康的含义
	10–2　心理服务的对象、任务与原则	（1）心理服务的对象 （2）心理服务的任务与原则

续表

职业基本素质培训要求	培训内容	培训细目
10．心理学相关知识	10–3　宾客的消费心理	(1) 宾客常见的消费心理 (2) 宾客消费意向的判断
	10–4　主宾关系的基本要素	(1) 尊重 (2) 真诚 (3) 通情达理
	10–5　主宾关系的技巧	(1) 倾听技巧 (2) 询问技巧 (3) 积极关注技巧 (4) 宣泄技巧
11．法律、法规相关知识	11–1　法律、法规相关知识	(1)《中华人民共和国劳动法》相关知识 (2)《中华人民共和国消费者权益保护法》相关知识 (3)《中华人民共和国劳动合同法》相关知识 (4)《公共场所卫生管理条例》相关知识

2.1.2　五级 / 初级职业技能培训要求

职业功能模块	培训内容	技能目标
1．按摩前工作	1–1　接待	1–1–1　能介绍按摩服务项目及收费标准
		1–1–2　能根据宾客需求推荐服务项目
	1–2　咨询	1–2–1　能向宾客介绍按摩适应证和禁忌证
		1–2–2　能向宾客说明按摩的基本作用
	1–3　操作间准备	1–3–1　能合理摆放按摩用品、用具
		1–3–2　能整理个人和环境卫生
2．全身按摩	2–1　颈肩部按摩	2–1–1　能用双手拿揉颈项部
		2–1–2　能用拇指指腹按压棘突两侧
		2–1–3　能用四指与掌根拿揉肩部
		2–1–4　能用拇指指腹按压肩井、秉风、天宗等穴
		2–1–5　能用侧擦法擦肩部
		2–1–6　能用双手侧击法叩击肩部

续表

职业功能模块	培训内容	技能目标
2．全身按摩	2-2　背腰部按摩	2-2-1　能用双手晃动背腰部
		2-2-2　能用双手掌按揉背腰部
		2-2-3　能用拇指指腹点按夹脊穴
		2-2-4　能用拇指指腹弹拨足太阳膀胱经
		2-2-5　能用双手掌掌根按压足太阳膀胱经
		2-2-6　能用侧㨰法㨰脊柱两侧
		2-2-7　能用双手虚掌拍打背腰部
		2-2-8　能用拇指指腹点揉肾俞穴
		2-2-9　能用拇指与其余四指提捏背腰部
		2-2-10　能用单手掌擦命门穴
		2-2-11　能用单手掌擦八髎穴
		2-2-12　能用手掌自上而下直推背腰部
	2-3　下肢后侧部按摩	2-3-1　能用单手掌自上而下直推下肢后侧
		2-3-2　能用双手拿揉臀部及下肢后侧
		2-3-3　能用立㨰法㨰臀部及下肢后侧
		2-3-4　能用拇指指腹按压环跳、承扶、殷门、委中、承山等穴
		2-3-5　能用手指拿揉昆仑、太溪穴
		2-3-6　能用双手空拳叩击臀部及下肢后侧
		2-3-7　能用双手抱揉下肢后侧
		2-3-8　能用双手推摩足底反射区
		2-3-9　能用手指拔伸趾关节
		2-3-10　能用手掌和空拳叩、擦足底
	2-4　头面部按摩	2-4-1　能用拇指分抹印堂至太阳穴
		2-4-2　能用大鱼际分推前额至太阳穴
		2-4-3　能用双拇指由内向外轻摩眼眶
		2-4-4　能用拇指和食指轻捏眉弓
		2-4-5　能用拇指点按眼周穴位
		2-4-6　能用拇指推摩鼻翼两侧
		2-4-7　能用拇指推抹水沟至地仓穴
		2-4-8　能用四指指腹轻摩下颌至颊车穴
		2-4-9　能用四指指腹轻揉颊车至太阳穴

续表

职业功能模块	培训内容	技能目标
2．全身按摩	2-4　头面部按摩	2-4-10　能用拇指点揉五经并点按百会穴
		2-4-11　能用中指勾点风池、风府穴
		2-4-12　能用十指指腹梳理头皮
		2-4-13　能用拇指和食指轻揉耳郭
		2-4-14　能用手掌振动鼓膜
	2-5　胸腹部按摩	2-5-1　能用双手掌根按压双肩
		2-5-2　能用双手掌分推胸部至两胁
		2-5-3　能用双手提拉带脉
		2-5-4　能用全手掌揉腹部
		2-5-5　能用双手轻拿腹直肌
		2-5-6　能用拇指点压上脘、中脘、下脘、天枢、气海、关元穴
		2-5-7　能用全掌摩腹
	2-6　上肢部按摩	2-6-1　能用单手掌直推上肢
		2-6-2　能用手掌拿揉手三阴经、手三阳经
		2-6-3　能用拇指按揉腕关节
		2-6-4　能用拇指点按曲池、手三里、内关、神门、合谷、劳宫穴
		2-6-5　能用拇指推按手掌
		2-6-6　能用食指和中指拔伸指间关节
		2-6-7　能用手顺时针和逆时针摇腕关节
		2-6-8　能用双手抖动上肢
		2-6-9　能用双手摇肩关节
	2-7　下肢前侧、内侧、外侧部按摩	2-7-1　能用单手掌自上而下直推下肢前侧、内侧、外侧
		2-7-2　能用双手拿揉下肢前侧、内侧、外侧
		2-7-3　能用侧擦法擦下肢前侧、内侧
		2-7-4　能用拇指拨揉膝眼
		2-7-5　能用拇指按揉血海、足三里、三阴交穴
		2-7-6　能用双手抱揉膝关节
		2-7-7　能用拇指拨足阳明胃经

续表

职业功能模块	培训内容	技能目标
2．全身按摩	2-7　下肢前侧、内侧、外侧部按摩	2-7-8　能用双手虚掌拍打下肢前侧、内侧、外侧
		2-7-9　能用拇指推摩足背
		2-7-10　能用双手活动踝关节
	2-8　背腰部精油按摩	2-8-1　能用双手掌对背腰部进行展油
		2-8-2　能用双手拇指指腹或双拳自上而下推膀胱经
		2-8-3　能用拇指推肩胛内侧缘
		2-8-4　能用双手掌分推背腰部
		2-8-5　能用双手掌提拿背腰部
		2-8-6　能用双手掌擦命门穴
		2-8-7　能用双手拇指交叉自上而下推棘突两侧
		2-8-8　能用双手掌八卦揉腰部
		2-8-9　能用双手掌根按揉腰部
		2-8-10　能用双手拇指点揉肾俞穴
		2-8-11　能用叠掌自下而上擦督脉
		2-8-12　能用双手掌自下而上直推膀胱经
3．足部按摩	3-1　浴足	3-1-1　能对泡脚器具进行清洁、消毒
		3-1-2　能调试水温在 39～43 ℃之间
		3-1-3　能为宾客拿捏、揉洗双足
		3-1-4　能为宾客擦干双足
		3-1-5　能用毛巾包脚保温
		3-1-6　能用双手搓揉等手法对双足进行放松
	3-2　足底部按摩	3-2-1　能检查足部心脏反射区
		3-2-2　能对肾上腺反射区进行按摩
		3-2-3　能对肾反射区进行按摩
		3-2-4　能对腹腔神经丛反射区进行按摩
		3-2-5　能对输尿管反射区进行按摩
		3-2-6　能对尿道反射区进行按摩
		3-2-7　能对膀胱反射区进行按摩

续表

职业功能模块	培训内容	技能目标
3．足部按摩	3-3　放松整理	3-3-1　能对膝关节运用按揉等手法进行放松
		3-3-2　能用空心拳、提拿手法等放松整理小腿部
		3-3-3　能为受术者清洗残留按摩介质
		3-3-4　能用双手拍打法等整理足背
4．脊柱按摩	4-1　背腰部保健按摩	4-1-1　能用双手拿揉颈肩部
		4-1-2　能用拇指指腹按压颈椎、胸椎、腰椎棘突两侧
		4-1-3　能用手掌直推背腰部
		4-1-4　能用手掌按揉背腰部
		4-1-5　能用拇指弹拨足太阳膀胱经
		4-1-6　能用手掌按压足太阳膀胱经
		4-1-7　能用小鱼际擦脊柱两侧
		4-1-8　能用虚掌拍打背腰部
		4-1-9　能用拇指点揉背俞穴
		4-1-10　能用手掌擦命门穴
		4-1-11　能用手掌擦八髎穴
	4-2　腹部保健按摩	4-2-1　能用手掌做揉腹
		4-2-2　能用双手提拿腹直肌
		4-2-3　能用拇指点揉中脘、天枢、气海、关元等穴
5．反射疗法	5-1　耳部反射区位置	5-1-1　能用语言准确描述耳部脏腑反射区的名称
		5-1-2　能准确找出耳部脏腑反射区的位置
	5-2　手部反射区位置	5-2-1　能用语言准确描述手部脏腑反射区的名称
		5-2-2　能准确找出手部脏腑反射区的位置
6．按摩后工作	6-1　按摩后服务	6-1-1　能帮助受术者起身
		6-1-2　能嘱咐受术者多运动，以增强体质
		6-1-3　能嘱咐受术者饮食清淡，少食油腻食物
	6-2　操作间整理	6-2-1　能将用品、用具合理摆放
		6-2-2　能对操作间环境卫生进行清理

2.1.3 四级 / 中级职业技能培训要求

职业功能模块	培训内容	技能目标
1．按摩前工作	1-1 接待	1-1-1 能按照不同民族的风俗习惯进行接待
		1-1-2 能根据宾客需求介绍不同按摩服务项目
	1-2 咨询	1-2-1 能解答宾客对服务项目的询问
		1-2-2 能向宾客介绍按摩的作用及其原理
	1-3 操作间准备	1-3-1 能根据不同季节、地区合理布置操作间
		1-3-2 能对按摩器具进行清洁、消毒
2．全身按摩	2-1 食欲不振按摩	2-1-1 能用双拇指按揉梁门、滑肉门、太乙等穴
		2-1-2 能用双手掌快速分推两胁
		2-1-3 能用双拇指直推腹部任脉
		2-1-4 能用叠掌揉上腹部
		2-1-5 能用拇指指振上脘、中脘、下脘、天枢、气海等穴
		2-1-6 能用双手多指提拿腹直肌
		2-1-7 能用拇指点揉足三里穴
		2-1-8 能用双手拇指点按脾俞、胃俞、三焦俞等穴
		2-1-9 能用拇指与其余四指提捏背腰部
		2-1-10 能用双手掌自上而下直推背部膀胱经
	2-2 胸闷按摩	2-2-1 能用掌根按压双肩
		2-2-2 能用双手掌沿肋间隙分推至两胁
		2-2-3 能用拇指点按膻中、中府、云门、期门穴
		2-2-4 能用拇指点揉曲池、手三里、合谷、内关、神门等穴
		2-2-5 能用手掌揉腹部
		2-2-6 能用叠掌按揉背腰部
		2-2-7 能用双拇指点揉肺俞、心俞、肝俞穴
		2-2-8 能用双手掌自上而下直推背腰部

续表

职业功能模块	培训内容	技能目标
2．全身按摩	2–3　头部不适按摩	2–3–1　能用双手拇指交替分推印堂至太阳穴
		2–3–2　能用大鱼际分推前额至头两侧
		2–3–3　能用双拇指点揉太阳、头维等穴
		2–3–4　能用双拇指按揉攒竹至百会穴
		2–3–5　能用双手十指指腹揉头部两侧少阳经
		2–3–6　能用双手拇指按揉百会、四神聪等穴
		2–3–7　能用双手十指指端梳理头部
		2–3–8　能用双手拿揉颈肩部
	2–4　颈肩部酸沉按摩	2–4–1　能用单手多指自上而下拿揉颈项部
		2–4–2　能用双手十指交叉以掌根相对用力挤压颈项部
		2–4–3　能用双手掌自大椎穴向两侧分推经肩部至肘部
		2–4–4　能用双手拇指点按风池、风府、肩井、天宗等穴
		2–4–5　能用拇指点揉冈上肌及肩胛内侧缘
		2–4–6　能用双手拇指自上而下拨揉颈项部
		2–4–7　能用双手由内向外拿揉肩部
		2–4–8　能用侧击法叩击肩背部
	2–5　四肢酸沉按摩	2–5–1　能用单手掌自手腕直推至肩部
		2–5–2　能用单手自上而下拿揉上肢
		2–5–3　能用拇指点按肩井、曲池、曲泽、手三里、合谷等穴
		2–5–4　能用单手五指与受术者五指交叉相握，按顺时针、逆时针方向摇动腕关节
		2–5–5　能用双手拇指及虎口自下而上直推上肢内侧、外侧
		2–5–6　能用双手按顺时针、逆时针摇动肩关节
		2–5–7　能用单手自上而下直推下肢前侧、内侧、外侧

续表

职业功能模块	培训内容	技能目标
2．全身按摩	2–5　四肢酸沉按摩	2–5–8　能用双手自上而下拿揉下肢
		2–5–9　能用双手抱揉膝关节
		2–5–10　能用拇指指腹点揉阴陵泉、地机、三阴交、足三里、上巨虚、丰隆、下巨虚等穴
		2–5–11　能用双手虚掌拍打下肢
		2–5–12　能用单手掌直推下肢后侧
		2–5–13　能用双手拿揉下肢后侧
		2–5–14　能用立滚法滚下肢后侧
		2–5–15　能用双手拇指点按环跳、承扶、殷门、委阳、承山、昆仑、太溪等穴
		2–5–16　能用双手抱揉下肢后侧
		2–5–17　能用双手空拳叩击下肢后侧
		2–5–18　能用双手屈伸膝关节和踝关节
	2–6　焦虑紧张按摩	2–6–1　能用拇指指腹轻揉印堂、神庭、太阳穴
		2–6–2　能用双手拇指指腹分抹前额
		2–6–3　能用十指指腹梳理头皮
		2–6–4　能用双手中指指腹勾点风池、风府等穴
		2–6–5　能用双手掌分推胸部至两胁
		2–6–6　能用双手掌重叠揉腹部
		2–6–7　能用双手拇指指腹自上而下拨揉膀胱经
		2–6–8　能用拇指指腹拨揉心俞、肝俞、脾俞、肾俞、涌泉等穴
		2–6–9　能用双手掌自上而下直推背腰部
	2–7　睡眠不佳按摩	2–7–1　能用拇指指腹点揉太阳、攒竹、鱼腰、百会、四神聪等穴
		2–7–2　能用中指勾点风池、风府等穴
		2–7–3　能用叠掌揉腹
		2–7–4　能用拇指指腹点揉中府、膻中、天枢、气海等穴

续表

职业功能模块	培训内容	技能目标
2．全身按摩	2-7　睡眠不佳按摩	2-7-5　能用双手拇指指腹自上而下直推两侧膀胱经
		2-7-6　能用拇指指腹拨揉心俞、脾俞、肝俞、肾俞等穴
		2-7-7　能用双手掌自上而下直推背腰部
	2-8　记忆力减退按摩	2-8-1　能用双手重叠揉腹
		2-8-2　能用食指、中指、无名指点压上脘、中脘、下脘等穴
		2-8-3　能用拇指和食指点压天枢穴
		2-8-4　能用食指、中指点按气海、关元等穴
		2-8-5　能用双手大鱼际分推前额
		2-8-6　能用拇指指腹点揉太阳、百会、四神聪、印堂、头维等穴
		2-8-7　能用十指指端梳理头皮
		2-8-8　能用拇指点揉脾俞、胃俞、三焦俞、肾俞穴（补法）
		2-8-9　能用手掌擦命门穴
		2-8-10　能用双手掌自上而下直推背腰部
	2-9　经络精油按摩	2-9-1　能对手太阴肺经进行精油按摩
		2-9-2　能对手少阴心经进行精油按摩
		2-9-3　能对手厥阴心包经进行精油按摩
		2-9-4　能对手阳明大肠经进行精油按摩
		2-9-5　能对手太阳小肠经进行精油按摩
		2-9-6　能对手少阳三焦经进行精油按摩
		2-9-7　能对足太阴脾经进行精油按摩
		2-9-8　能对足少阴肾经进行精油按摩
		2-9-9　能对足厥阴肝经进行精油按摩
		2-9-10　能对足阳明胃经进行精油按摩
		2-9-11　能对足太阳膀胱经进行精油按摩
		2-9-12　能对足少阳胆经进行精油按摩

续表

职业功能模块	培训内容	技能目标
3．足部按摩	3-1　按摩介质的选择	3-1-1　能根据宾客的足部肤质推荐适宜的按摩介质
		3-1-2　能正确使用不同的按摩介质
	3-2　足底、足内、足外、足背部按摩	3-2-1　能按肾上腺、肾、腹腔神经丛、输尿管、尿道、膀胱、踇趾额窦、垂体、小脑及脑干、三叉神经、鼻、大脑、颈项、眼、耳、甲状旁腺、甲状腺、斜方肌、肺及支气管、心、脾、肝、胆、胃、胰、十二指肠、横结肠、降结肠、乙状结肠及直肠、升结肠、肛门、盲肠及阑尾、回盲瓣、小肠、生殖腺反射区的顺序按摩
		3-2-2　能按颈椎、胸椎、腰椎、骶骨、尾骨、子宫或前列腺、尿道及阴道、内侧髋关节、直肠及肛门、腹股沟反射区的顺序按摩
		3-2-3　能按生殖腺、外侧臀部及坐骨神经、膝、肘、肩、肩胛骨、外侧髋关节、下腹部反射区的顺序按摩
		3-2-4　能按上颌、下颌、扁桃体、喉、气管及食管、胸部淋巴、内耳迷路、胸部或乳房、横膈膜、内外肋骨、上身淋巴、下身淋巴反射区的顺序按摩
4．脊柱按摩	4-1　俯、仰卧位脊柱按摩	4-1-1　能用手掌自上而下直推背腰部
		4-1-2　能用双手自内向外拿揉肩部
		4-1-3　能用手掌自上而下按揉背腰部
		4-1-4　能用拇指弹拨足太阳膀胱经
		4-1-5　能用拇指点按肺俞、心俞、膈俞、肝俞、脾俞、肾俞、大肠俞等穴
		4-1-6　能用前臂擦脊柱两侧
		4-1-7　能用虚掌拍打背腰部
		4-1-8　能左右牵拉颈项部
		4-1-9　能左右牵拉背腰部
	4-2　坐位脊柱按摩	4-2-1　能用拔伸法向上拔伸颈项部
		4-2-2　能用提胸过伸法提拉胸椎
5．反射疗法	5-1　耳、手部反射区检查	5-1-1　能运用望、闻、问、触四诊对耳部主要反射区检查
		5-1-2　能对手指、手纹进行检查

续表

职业功能模块	培训内容	技能目标
5．反射疗法	5–2 足底、足内、足外、足背部位反射区按摩	5–2–1 能按肾上腺、肾、腹腔神经丛、输尿管、尿道、膀胱、踇趾额窦、垂体、小脑及脑干、三叉神经、鼻、大脑、颈项、眼、耳、甲状旁腺、甲状腺、斜方肌、肺及支气管、心、脾、肝、胆、胃、胰、十二指肠、横结肠、降结肠、乙状结肠及直肠、升结肠、肛门、盲肠及阑尾、回盲瓣、小肠、生殖腺反射区的顺序按摩
		5–2–2 能按颈椎、胸椎、腰椎、骶骨、尾骨、子宫或前列腺、尿道及阴道、内侧髋关节、直肠及肛门、腹股沟反射区的顺序按摩
		5–2–3 能按生殖腺、外侧臀部及坐骨神经、膝、肘、肩、肩胛骨、外侧髋关节、下腹部反射区的顺序按摩
		5–2–4 能按上颌、下颌、扁桃体、喉、气管及食管、胸部淋巴、内耳迷路、胸部或乳房、横膈膜、内外肋骨、上身淋巴、下身淋巴反射区的顺序按摩
6．按摩后工作	6–1 按摩后服务	6–1–1 能为受术者清洗残留的按摩介质
		6–1–2 能为受术者全身和局部进行放松
		6–1–3 能为受术者拿回自身物品
	6–2 操作间整理	6–2–1 能将用品、用具进行消毒
		6–2–2 能对操作间进行通风，并保持空气清新

2.1.4 三级 / 高级职业技能培训要求

职业功能模块	培训内容	技能目标
1．按摩前工作	1–1 接待	1–1–1 能用普通话进行接待
		1–1–2 能根据宾客需求推荐不同级别的按摩师
	1–2 咨询	1–2–1 能通过观察、询问，获知宾客身体状况并推荐服务项目
		1–2–2 能向宾客介绍按摩的主要特点及其作用原理

续表

职业功能模块	培训内容	技能目标
1．按摩前工作	1-3　操作间准备	1-3-1　能根据不同气候温度合理调整操作间温度
		1-3-2　能根据不同项目准备按摩器具
2．全身按摩	2-1　头痛按摩	2-1-1　能用双手拇指自印堂穴向两侧推摩至太阳穴
		2-1-2　能用双手拇指由内向外轻摩眼眶
		2-1-3　能用双手拇指按揉印堂、太阳、百会穴
		2-1-4　能用十指指端梳理头皮
		2-1-5　能用拇指指腹点揉合谷、太冲穴
		2-1-6　能用单手拿揉颈部
		2-1-7　能用拇指指腹点按风池、风府、天柱等穴
		2-1-8　能用双手拿揉肩部
		2-1-9　能用双手自上而下按揉肩背部膀胱经
		2-1-10　能用虎口放松颈项部
	2-2　颈痛按摩	2-2-1　能用双手拿揉颈肩部
		2-2-2　能用侧㨰法㨰颈肩部
		2-2-3　能用拇指指腹拨揉颈部
		2-2-4　能用拇指指腹点揉风池、风府、天柱、颈根、肩中俞、肩外俞、秉风、天宗、肩贞等穴
		2-2-5　能用全掌擦颈肩背部
		2-2-6　能用拇指指腹点按头维、太阳、率谷等穴
		2-2-7　能用双手牵拉颈项部
		2-2-8　能用手掌拿揉肩部与上肢
		2-2-9　能用手指拔伸指关节
	2-3　肩痛按摩	2-3-1　能用双手重叠揉腹
		2-3-2　能用拇指与多指拿揉肩部和上肢
		2-3-3　能用拇指点揉中府、云门、肩前、曲池、手三里、合谷穴

续表

职业功能模块	培训内容	技能目标
2．全身按摩	2-3　肩痛按摩	2-3-4　能用双手握住患肢大、小鱼际做上下快速抖动
		2-3-5　能用双手对肩关节做顺时针和逆时针方向环转
		2-3-6　能用拇指点拨肩井、天宗、肩贞、肩外俞、秉风、肝俞、脾俞、胃俞、肾俞穴
		2-3-7　能用双手虚掌拍打肩部
		2-3-8　能用手掌直推背腰部
		2-3-9　能用双手掌抱住肩部进行揉动
	2-4　肘痛按摩	2-4-1　能用拇指与四指自上而下拿揉上肢
		2-4-2　能用拇指点揉缺盆、曲池、尺泽、手三里、小海、少海、合谷穴
		2-4-3　能用拇指拨揉前臂手三阳经
		2-4-4　能用大鱼际揉肱骨外上髁
		2-4-5　能用手掌擦热肘关节
		2-4-6　能用双手活动肘关节
	2-5　腰痛按摩	2-5-1　能用拇指点按手三里穴
		2-5-2　能用手掌按揉足太阳膀胱经
		2-5-3　能用双手拇指重叠自上而下弹拨足太阳膀胱经
		2-5-4　能用拇指点揉肝俞、脾俞、肾俞、大肠俞、关元俞、八髎、环跳、秩边、承扶、委中、承山等穴
		2-5-5　能用小鱼际擦足太阳膀胱经
		2-5-6　能用手掌擦命门、八髎穴
		2-5-7　能用单手掌或双手掌直推足太阳膀胱经
		2-5-8　能用手掌顺时针揉腹
	2-6　足跟痛按摩	2-6-1　能用手掌直推小腿后侧
		2-6-2　能用拇指由轻到重按揉太溪、昆仑、照海、涌泉、然谷等穴
		2-6-3　能用手掌或前臂擦足底
		2-6-4　能用双手多指捏拿足跟
		2-6-5　能用空拳叩击足跟

续表

职业功能模块	培训内容	技能目标
2．全身按摩	2-6　足跟痛按摩	2-6-6　能用小鱼际擦小腿后侧及足底部
		2-6-7　能用双手牵拉跟腱
		2-6-8　能用拇指指腹点揉肝俞、脾俞、肾俞等穴
		2-6-9　能用手掌顺时针揉腹
	2-7　胃痛按摩	2-7-1　能用叠掌揉腹
		2-7-2　能用双手手指点按上脘、中脘、下脘、天枢、气海、关元穴
		2-7-3　能用双手拇指和其余四指提拿腹直肌
		2-7-4　能用单手掌摩腹
		2-7-5　能用拇指点揉足三里穴
		2-7-6　能用拇指点揉肝俞、胆俞、脾俞、胃俞、肾俞等穴
		2-7-7　能用双手拇指和其余四指自下而上捏脊
		2-7-8　能用单手掌或双手掌自上而下直推背腰部
	2-8　痛经按摩	2-8-1　能用拇指点揉三阴交等穴
		2-8-2　能用双手重叠揉腹（行经期禁揉）
		2-8-3　能用拇指按压天枢、气海、关元、中极等穴
		2-8-4　能用手掌横擦小腹部
		2-8-5　能用拇指点揉肝俞、脾俞、胃俞、肾俞、八髎等穴
		2-8-6　能用手掌揉搓命门和八髎穴
		2-8-7　能用虚掌拍打腰骶部
		2-8-8　能用全掌自上而下直推背腰部
	2-9　失眠按摩	2-9-1　能用拇指点揉头部五经
		2-9-2　能用中指指端勾点风池、风府穴
		2-9-3　能用叠掌揉腹
		2-9-4　能用拇指点揉心俞穴（泻法）、肾俞穴（补法）

续表

职业功能模块	培训内容	技能目标
2．全身按摩	2–9　失眠按摩	2–9–5　能用拇指点揉肝俞穴（泻法），肾俞穴（补法）
		2–9–6　能用拇指点揉脾俞穴（补法）、肾俞穴（补法）
		2–9–7　能用拇指点揉心俞穴（补法）、脾俞穴（补法）
		2–9–8　能用拇指点按夹脊穴
		2–9–9　能用手掌直推背腰部
	2–10　便秘按摩	2–10–1　能用叠掌揉腹
		2–10–2　能用双手手指点揉天枢、气海、关元等穴
		2–10–3　能用拇指按揉百会穴
		2–10–4　能用拇指按揉足三里、上巨虚等穴
		2–10–5　能用手掌顺时针摩腹
3．足部按摩	3–1　神经系统常见问题足部按摩	3–1–1　能准确找到大脑、小脑及脑干、额窦、三叉神经、垂体、腹腔神经丛、内侧/外侧臀部及坐骨神经等常用足部反射区
		3–1–2　能运用足部按摩，对神经系统常见问题进行康复按摩
	3–2　循环系统常见问题足部按摩	3–2–1　能准确找到心、肺、脾、上身淋巴、下身淋巴、胸部淋巴、甲状腺等常用足部反射区
		3–2–2　能运用足部按摩，对循环系统常见问题进行康复按摩
	3–3　呼吸系统常见问题足部按摩	3–3–1　能准确找到鼻、喉与气管及食管、肺及支气管、胸部、横膈膜、扁桃体等常用足部反射区
		3–3–2　能运用足部按摩，对呼吸系统常见问题进行康复按摩
	3–4　消化系统常见问题足部按摩	3–4–1　能准确找到喉及食管、胃、胰、十二指肠、肝、胆、小肠、盲肠及阑尾、回盲瓣、升结肠、横结肠、降结肠、乙状结肠及直肠、肛门、直肠及肛门等常用足部反射区
		3–4–2　能运用足部按摩，对消化系统常见问题进行康复按摩

续表

职业功能模块	培训内容	技能目标
3．足部按摩	3–5　泌尿系统常见问题足部按摩	3–5–1　能准确找到肾、输尿管、膀胱、尿道及阴道、子宫或前列腺等常用足部反射区
		3–5–2　能运用足部按摩，对泌尿系统常见问题进行康复按摩
	3–6　生殖系统常见问题足部按摩	3–6–1　能准确找到子宫或前列腺、尿道及阴道、生殖腺、下腹部、胸部（乳房）、腹股沟等常用足部反射区
		3–6–2　能运用足部按摩，对生殖系统常见问题进行康复按摩
	3–7　内分泌系统常见问题足部按摩	3–7–1　能准确找到垂体、甲状腺、甲状旁腺、肾上腺、生殖腺及胰等常用足部反射区
		3–7–2　能运用足部按摩，对内分泌系统常见问题进行康复按摩
	3–8　免疫系统常见问题足部按摩	3–8–1　能准确找到脾、胸部淋巴、上身淋巴、下身淋巴、扁桃体、腹股沟等常用足部反射区
		3–8–2　能运用足部按摩，对免疫系统常见问题进行康复按摩
	3–9　运动系统常见问题足部按摩	3–9–1　能准确找到颈项、颈椎、胸椎、腰椎、骶骨及尾骨、内侧／外侧臀部及坐骨神经、内侧／外侧髋关节、膝、肘、肩、肩胛骨、肋骨、斜方肌等常用足部反射区
		3–9–2　能运用足部按摩，对运动系统常见问题进行康复按摩
4．脊柱按摩	4–1　颈椎亚健康按摩	4–1–1　能用拇指与四指相对用力拿揉颈项部
		4–1–2　能用拇指指腹拨揉棘突两侧
		4–1–3　能用拇指指腹点按完骨、风池、天柱、风府等穴
		4–1–4　能用掌根与四指相对用力拿揉颈肩部
		4–1–5　能用拇指指腹拨揉颈根至肩峰
		4–1–6　能用拇指指腹点按肩中俞、肩外俞、秉风、肩井、天宗等穴
		4–1–7　能用侧滚法滚颈肩部
		4–1–8　能用侧击法叩击颈肩部

续表

职业功能模块	培训内容	技能目标
4．脊柱按摩	4–1　颈椎亚健康按摩	4–1–9　能用一手虎口置于受术者枕骨下缘，用另一手手腕托住受术者下颌骨，牵拉颈项部
		4–1–10　能用一手虎口置于受术者枕骨下缘，用另一手手腕托住受术者下颌骨，在牵拉颈项部同时，使头向左向右旋转
		4–1–11　能用一手虎口托住受术者枕骨下缘，用另一手自下而上拿揉颈项部
		4–1–12　能用双手拇指指腹点按百会、四神聪等穴
		4–1–13　能用双手十指指腹梳理头皮
	4–2　胸椎亚健康按摩	4–2–1　能用单掌自上而下直推背部
		4–2–2　能用双手掌自上而下轻揉背部两侧肌肉
		4–2–3　能用双手掌自上而下按压背部棘突两侧
		4–2–4　能用拇指指腹拨揉背部棘突两侧
		4–2–5　能用拇指指腹点按肺俞、心俞、膈俞、肝俞、胆俞、脾俞、胃俞
		4–2–6　能用拇指指腹点按第一胸椎至第十二胸椎节段夹脊穴
		4–2–7　能用侧擦法擦脊柱两侧肌肉
		4–2–8　能用双手自下而上捏脊
		4–2–9　能用单手掌自上而下擦督脉
		4–2–10　能用双手虚掌拍打背部
		4–2–11　受术者双手抱胸，术者能立于后侧，用双手环抱受术者肘关节，胸腹部紧贴受术者背部，用力向上牵拉胸椎
		4–2–12　受术者双手抱头，肘尖向外，术者能立于后侧，胸腹部紧贴受术者背部，用双手握住受术者肘部，缓缓用力向后牵拉
		4–2–13　能用单手自上而下直推背部
	4–3　腰椎亚健康按摩	4–3–1　能用单手掌自上而下直推背腰部
		4–3–2　能用双掌自上而下轻揉背腰部两侧肌肉

续表

职业功能模块	培训内容	技能目标
4. 脊柱按摩	4-3 腰椎亚健康按摩	4-3-3 能用拇指指腹点揉三焦俞、肾俞、大肠俞、小肠俞、环跳等穴
		4-3-4 能用拇指指腹拨揉背腰部膀胱经
		4-3-5 能用拇指指腹点按第一腰椎至第五腰椎节段夹脊穴
		4-3-6 能用双手提拿腰部两侧肌肉
		4-3-7 能用侧擦法擦背腰部两侧肌肉
		4-3-8 能用前臂擦法擦八髎穴
		4-3-9 能用双手掌根压晃腰椎两侧
		4-3-10 能用双手虚掌拍打腰骶部
		4-3-11 能用擦法擦命门、八髎穴
		4-3-12 能用叠掌揉腹
		4-3-13 能用拇指点按上脘、中脘、下脘、天枢、气海、关元、大横等穴
		4-3-14 能用拇指与四指提拿腹直肌
		4-3-15 能用手掌摩腹
	4-4 骨盆亚健康按摩	4-4-1 能用双手掌自上而下直推膀胱经
		4-4-2 能用双手掌自上而下按揉膀胱经
		4-4-3 能用拇指自上而下轻拨膀胱经
		4-4-4 能用双拇指点按三焦俞、肾俞、大肠俞、小肠俞等穴
		4-4-5 能用前臂擦腰骶部、臀部、下肢后侧
		4-4-6 能用双手拉伸股四头肌
		4-4-7 能用双手按揉阔筋膜张肌、髂胫束
		4-4-8 能用肘关节点按居髎穴
		4-4-9 能用双手拉伸大腿内侧肌群
		4-4-10 能用叠掌揉腹
		4-4-11 能用拇指点按上脘、中脘、下脘、天枢、气海、关元等穴
		4-4-12 能用拇指与四指提拿腹直肌
		4-4-13 能用手掌摩腹
		4-4-14 能用双手自上而下拿揉下肢

续表

职业功能模块	培训内容	技能目标
4．脊柱按摩	4–4　骨盆亚健康按摩	4–4–15　能用拇指点揉血海、足三里、三阴交、太冲等穴
		4–4–16　能用双手拉伸腘绳肌、小腿三头肌、大腿内侧肌群、大腿外侧肌群
5．反射疗法	5–1　耳部反射区按摩	5–1–1　能对耳部反射区进行正确的消毒及压豆
		5–1–2　能用手对耳部反射区进行按摩
	5–2　手部脏腑反射区按摩	5–2–1　能对手部进行放松
		5–2–2　能对手部脏腑反射区进行按摩
	5–3　小腿部反射区按摩	5–3–1　能对小腿内侧反射区进行按摩
		5–3–2　能对小腿外侧反射区进行按摩
		5–3–3　能对小腿后侧反射区进行按摩
6．按摩后工作	6–1　按摩后服务	6–1–1　能嘱宾客按摩后忌冷饮、避风寒
		6–1–2　能为宾客预约按摩时间
	6–2　操作间整理	6–2–1　能对操作间环境进行消毒
		6–2–2　能对操作间置换按摩用品、用具

2.1.5　二级 / 技师职业技能培训要求

职业功能模块	培训内容	技能目标
1．全身按摩	1–1　揉腹法	1–1–1　能使用揉腹法对消化系统常见病进行保健按摩 （1）能使用揉腹法对胃及十二指肠溃疡进行保健按摩 （2）能使用揉腹法对胆囊炎进行保健按摩
		1–1–2　能使用揉腹法对运动系统常见病进行保健按摩 （1）能使用揉腹法对肩周炎进行保健按摩 （2）能使用揉腹法对增生性膝关节炎进行保健按摩
		1–1–3　能使用揉腹法对生殖系统常见病进行保健按摩 （1）能使用揉腹法对阳痿进行保健按摩 （2）能使用揉腹法对月经不调进行保健按摩

续表

职业功能模块	培训内容	技能目标
1．全身按摩	1-1　揉腹法	1-1-4　能使用揉腹法对内分泌系统常见病进行保健按摩 （1）能使用揉腹法对肥胖进行保健按摩 （2）能使用揉腹法对糖尿病进行保健按摩
	1-2　振腹法	1-2-1　能使用振腹法对消化系统常见病进行保健按摩 （1）能使用振腹法对胃下垂进行保健按摩 （2）能使用振腹法对胃神经官能症进行保健按摩
		1-2-2　能使用振腹法对运动系统常见病进行保健按摩 （1）能使用振腹法对腰椎间盘突出症进行保健按摩 （2）能使用振腹法对腰肌劳损进行保健按摩
		1-2-3　能使用振腹法对生殖系统常见病进行保健按摩 （1）能使用振腹法对痛经进行保健按摩 （2）能使用振腹法对前列腺增生进行保健按摩
		1-2-4　能使用振腹法对内分泌系统常见病进行保健按摩 （1）能使用振腹法对乳腺增生进行保健按摩 （2）能使用振腹法对甲状腺结节进行保健按摩
2．脊柱按摩	2-1　颈椎相关病按摩	2-1-1　能对颈型颈椎病进行手法按摩
		2-1-2　能对落枕进行手法按摩
		2-1-3　能对小儿肌性斜颈进行手法按摩
		2-1-4　能对颈源性眩晕进行手法按摩
	2-2　胸椎相关病按摩	2-2-1　能对背肌筋膜炎进行手法按摩
		2-2-2　能对胸椎小关节紊乱进行手法按摩
		2-2-3　能对脊源性心悸进行手法按摩
		2-2-4　能对脊源性胃脘痛进行手法按摩
	2-3　腰骶椎相关病按摩	2-3-1　能对腰肌劳损进行手法按摩
		2-3-2　能对腰椎间盘突出症进行手法按摩
		2-3-3　能对急性腰扭伤进行手法按摩
		2-3-4　能对骶髂关节损伤进行手法按摩

续表

职业功能模块	培训内容	技能目标
3．反射疗法	3-1 常见病耳部反射区疗法	3-1-1 能对扁桃体炎症状进行耳部反射区调理
		3-1-2 能对结膜炎症状进行耳部反射区调理
		3-1-3 能对肥胖症状进行耳部反射区调理
		3-1-4 能对便秘症状进行耳部反射区调理
		3-1-5 能对假性近视症状进行耳部反射区调理
		3-1-6 能对失眠症状进行耳部反射区调理
		3-1-7 能对消化不良症状进行耳部反射区调理
		3-1-8 能对痛经症状进行耳部反射区调理
		3-1-9 能对颈椎病症状进行耳部反射区调理
		3-1-10 能对腰痛症状进行耳部反射区调理
	3-2 常见病手部反射疗法	3-2-1 能对五脏不适症进行手部反射区按摩
		3-2-2 能对六腑不适症进行手部反射区按摩
4．制定保健按摩方案	4-1 体质辨识	4-1-1 能辨析九种体质的基本类型及特征
		4-1-2 能根据宾客身体状况确定相应体质
	4-2 体质保健	4-2-1 能对不同体质制定相应的保健按摩方案
		4-2-2 能对不同体质制定相应的辅助调理方案
5．培训与指导	5-1 专业培训	5-1-1 能制订培训计划和编写培训教案
		5-1-2 能对本职业三级/高级按摩师及以下人员进行业务培训
		5-1-3 能撰写论文
	5-2 技能指导	5-2-1 能依据标准制定技术指导方案
		5-2-2 能对三级/高级按摩师及以下人员进行技能指导

2.1.6 一级 / 高级技师职业技能培训要求

职业功能模块	培训内容	技能目标
1．保健按摩	1-1 疑难杂症按摩	1-1-1 能对原发性高血压受术者进行按摩
		1-1-2 能对胸痛受术者进行按摩
		1-1-3 能对糖尿病受术者进行按摩治疗
		1-1-4 能对更年期综合征受术者进行按摩治疗
		1-1-5 能对中风后遗症受术者进行按摩
	1-2 关节按摩	1-2-1 能用关节按摩手法调理上肢关节常见症状
		1-2-2 能用关节按摩手法调理下肢关节常见症状
		1-2-3 能用关节按摩手法调理背腰部常见症状
	1-3 辅助疗法	1-3-1 能对受术者进行刮痧操作
		1-3-2 能对受术者进行拔罐操作
2．健康管理	2-1 建档	2-1-1 能对受术者的健康信息进行收集
		2-1-2 能对受术者进行健康评估
		2-1-3 能为受术者建立档案
	2-2 随访	2-2-1 能通过询问了解受术者健康状况
		2-2-2 能定期对受术者进行随访
	2-3 分析	2-3-1 能根据随访结果分析受术者当前健康状况
		2-3-2 能根据受术者健康状况分析愈后发展
	2-4 指导	2-4-1 能根据受术者健康状况指导保健养生（方案）
		2-4-2 能根据健康状况指导受术者选择保健养生方法
3．按摩机构管理	3-1 按摩机构建立及企业形象	3-1-1 能根据市场需求建立保健按摩机构
		3-1-2 能通过市场公共关系建立和调整企业形象
	3-2 企业管理方法	3-2-1 能对保健按摩机构进行营销管理
		3-2-2 能对保健按摩机构进行人力资源管理

2.2 课程规范

2.2.1 职业基本素质培训课程规范

<table>
<tr><th>模块</th><th>课程</th><th>学习单元</th><th>课程内容</th><th>培训建议</th><th>培训学时</th></tr>
<tr><td rowspan="13">1. 职业道德与职业守则</td><td rowspan="7">1-1 道德与职业道德基本知识</td><td rowspan="7">道德与职业道德基本知识</td><td>1）道德的含义</td><td rowspan="7">（1）方法：讲授法、案例教学法
（2）重点：加强社会主义职业道德修养的意义
（3）难点：人生的价值在于奉献</td><td rowspan="7">2</td></tr>
<tr><td>2）道德的意义</td></tr>
<tr><td>3）职业道德的含义</td></tr>
<tr><td>4）社会主义职业道德</td></tr>
<tr><td>5）加强社会主义职业道德修养的意义</td></tr>
<tr><td>6）树立为人类健康事业服务的人生观</td></tr>
<tr><td>7）人生的价值在于奉献</td></tr>
<tr><td rowspan="6">1-2 职业守则</td><td rowspan="6">职业守则</td><td>1）遵纪守法，厚德敬业</td><td rowspan="6">（1）方法：讲授法、案例教学法
（2）重点与难点：遵纪守法，厚德敬业</td><td rowspan="6">1</td></tr>
<tr><td>2）团结友善，密切协作</td></tr>
<tr><td>3）尊重宾客，周到服务</td></tr>
<tr><td>4）钻研技术，积极进取</td></tr>
<tr><td>5）善于思考，勇于创新</td></tr>
<tr><td>6）举止端庄，诚实守信</td></tr>
<tr><td rowspan="9">2. 正常人体学基础知识</td><td rowspan="9">2-1 人体概述</td><td rowspan="4">（1）人体的分部与术语</td><td>1）人体的分部</td><td rowspan="4">（1）方法：讲授法、案例教学法
（2）重点：人体的解剖学姿势
（3）难点：轴与面的术语</td><td rowspan="4">1</td></tr>
<tr><td>2）人体的解剖学姿势</td></tr>
<tr><td>3）方位术语</td></tr>
<tr><td>4）轴与面的术语</td></tr>
<tr><td rowspan="5">（2）人体的细胞与组织</td><td>1）细胞</td><td rowspan="5">（1）方法：讲授法、案例教学法
（2）重点：肌肉组织
（3）难点：神经组织</td><td rowspan="5">1</td></tr>
<tr><td>2）上皮组织</td></tr>
<tr><td>3）结缔组织</td></tr>
<tr><td>4）肌肉组织</td></tr>
<tr><td>5）神经组织</td></tr>
</table>

续表

模块	课程	学习单元	课程内容	培训建议	培训学时
2．正常人体学基础知识	2–2　生命活动的基本特征	生命活动	1）新陈代谢的概念	（1）方法：讲授法、案例教学法 （2）重点：新陈代谢 （3）难点：兴奋性的表现	1
			2）新陈代谢的表现		
			3）兴奋性的概念		
			4）兴奋性的表现		
			5）生殖的概念		
			6）生殖的表现		
	2–3　人体主要系统基本知识	（1）运动系统	1）骨的分类、构造、化学成分和物理性质	（1）方法：讲授法、案例教学法 （2）重点：颈肌、躯干部肌肉、上肢部肌肉、下肢部肌肉的起止点及作用 （3）难点：颅骨、躯干骨、上肢骨、下肢骨的连接	8
			2）颅骨、躯干骨、上肢骨、下肢骨的结构特点		
			3）颅骨、躯干骨、上肢骨、下肢骨的连接		
			4）头部肌肉的起止点及作用		
			5）颈部肌肉的起止点及作用		
			6）躯干部肌肉的起止点及作用		
			7）上肢、下肢部肌肉的起止点及作用		
		（2）消化系统	1）胃的形态、分部、位置、构造	（1）方法：讲授法、案例教学法 （2）重点与难点：胃的形态、分部、位置、构造	1
			2）小肠的形态、分部、位置、构造		
			3）大肠的形态、分部、位置、构造		
			4）肝、胆、胰腺的形态、分部、位置、构造		
		（3）神经、内分泌系统	1）中枢神经系统	（1）方法：讲授法、案例教学法 （2）重点：周围神经系统 （3）难点：甲状腺、甲状腺旁腺、肾上腺	8
			2）周围神经系统		
			3）垂体的位置、形态和分部		
			4）腺垂体激素及生理作用		
			5）甲状腺、甲状腺旁腺、肾上腺		

续表

模块	课程	学习单元	课程内容	培训建议	培训学时
2. 正常人体学基础知识	2-3 人体主要系统基本知识	(4) 呼吸、循环、生殖、泌尿系统	1) 呼吸系统的组成和主要功能	(1) 方法：讲授法、案例教学法 (2) 重点与难点：呼吸系统的组成和主要功能	1
			2) 循环系统的组成和主要功能		
			3) 生殖系统的组成和主要功能		
			4) 泌尿系统的组成和主要功能		
3. 中医学基础知识	3-1 阴阳学说	阴阳学说	1) 整体观念和辨证论治	(1) 方法：讲授法、案例教学法 (2) 重点：整体观念和辨证论治 (3) 难点：阴阳在中医学中的应用	1
			2) 阴阳的基本概念		
			3) 阴阳对立制约		
			4) 阴阳互根互用		
			5) 阴阳交感与互藏		
			6) 阴阳消长		
			7) 阴阳转化		
			8) 阴阳在中医学中的应用		
	3-2 五行学说	五行学说	1) 五行的基本概念	(1) 方法：讲授法、案例教学法 (2) 重点：五行的特性及相关事物属性归类 (3) 难点：五行生克制化	1
			2) 五行的特性及相关事物属性归类		
			3) 五行生克制化		
			4) 五行的异常运行		
			5) 五行学说在中医学中的应用		
	3-3 藏象学说	(1) 五脏基本知识	1) 藏象概念	(1) 方法：讲授法、案例教学法 (2) 重点：脾的生理功能 (3) 难点：心(心包)的生理功能	5
			2) 心(心包)		
			3) 肝		
			4) 脾		
			5) 肺		
			6) 肾		

续表

模块	课程	学习单元	课程内容	培训建议	培训学时
3．中医学基础知识	3-3　藏象学说	（2）六腑基本知识	1）胆	（1）方法：讲授法、案例教学法 （2）重点：胃的生理功能 （3）难点：三焦的生理功能	2
			2）胃		
			3）小肠		
			4）大肠		
			5）膀胱		
			6）三焦		
	3-4　气血津液	(1) 气、血基本知识	1）气、血的概念	（1）方法：讲授法、案例教学法 （2）重点与难点：气、血功能和特点	1
			2）气、血的功能和特点		
		(2) 津、液	1）津、液的概念	（1）方法：讲授法、案例教学法 （2）重点与难点：津、液的功能和特点	1
			2）津、液的功能和特点		
4．经络腧穴基础知识	4-1　经络基础知识	（1）经络概述	1）经络的定义	（1）方法：讲授法、案例教学法 （2）重点与难点：经脉的特点	1
			2）经脉的特点		
			3）络脉的特点		
		（2）经脉循行	1）手太阴肺经、手少阴心经、手厥阴心包经的循行路线	（1）方法：讲授法、案例教学法 （2）重点与难点：足阳明胃经、足太阳膀胱经、足少阳胆经的循行路线	4
			2）手阳明大肠经、手太阳小肠经、手少阳三焦经的循行路线		
			3）足太阴脾经、足少阴肾经、足厥阴肝经的循行路线		
			4）足阳明胃经、足太阳膀胱经、足少阳胆经的循行路线		
			5）任脉、督脉的循行路线		

续表

模块	课程	学习单元	课程内容	培训建议	培训学时
4．经络腧穴基础知识	4–2 腧穴基础知识	（1）腧穴概述	1）腧穴的定义	（1）方法：讲授法、案例教学法 （2）重点：手指同身寸定位法 （3）难点：固定标志法	1
			2）腧穴的定位方法 ①固定标志法 ②活动标志法 ③手指同身寸定位法 ④简便取穴法		
		（2）常用腧穴	1）手三阴经常用腧穴的定位、功效	（1）方法：讲授法、案例教学法 （2）重点：常用腧穴的定位 （3）难点：常用腧穴的功效	16
			2）手三阳经常用腧穴的定位、功效		
			3）足三阳经常用腧穴的定位、功效		
			4）足三阴经常用腧穴的定位、功效		
			5）任脉、督脉常用腧穴的定位、功效		
	4–3 小儿常用穴位	小儿常用穴位	1）小儿常用穴位的定位	（1）方法：讲授法、案例教学法 （2）重点：小儿常用穴位的定位 （3）难点：小儿常用穴位的功效	1
			2）小儿常用穴位的功效		
5．按摩学基础知识	5–1 按摩发展史	（1）按摩的形成	1）按摩的渊源	（1）方法：讲授法、案例教学法 （2）重点与难点：按摩在古代的作用	1
			2）按摩在古代的作用		
		（2）按摩发展简史	1）原始社会、奴隶社会、春秋战国、秦汉等时期的按摩发展	（1）方法：讲授法、案例教学法 （2）重点与难点：近代、现代按摩发展	1
			2）隋唐、宋、金、元、明、清等时期的按摩发展		
			3）近代、现代按摩发展		
	5–2 按摩的作用原理	按摩的作用原理	1）人体的内外联系	（1）方法：讲授法、案例教学法 （2）重点：人体的内外联系 （3）难点：按摩平衡人体机能	1
			2）按摩平衡人体机能 ①疏通经络 ②调和气血 ③调理脏腑 ④平衡阴阳		

续表

模块	课程	学习单元	课程内容	培训建议	培训学时
5．按摩学基础知识	5-3 按摩介质	常用按摩介质及其作用	1）粉剂	（1）方法：讲授法、案例教学法 （2）重点：精油 （3）难点：不同按摩介质的作用特点	1
			2）油剂		
			3）水剂		
			4）酒类		
			5）精油		
			6）按摩介质的特点		
			7）不同按摩介质的作用特点		
	5-4 保健按摩手法要求	保健按摩手法要求	1）柔和	（1）方法：讲授法、案例教学法 （2）重点：持久、有力 （3）难点：渗透	1
			2）均匀		
			3）持久		
			4）有力		
			5）渗透		
	5-5 按摩基本手法	（1）摩擦类手法	1）推法的定义、分类、操作要领、作用	（1）方法：讲授法、演示法 （2）重点：推法的定义、分类、操作要领、作用 （3）难点：摩法的定义、分类、操作要领、作用	3
			2）擦法的定义、分类、操作要领、作用		
			3）搓法的定义、分类、操作要领、作用		
			4）摩法的定义、分类、操作要领、作用		
		（2）摆动类手法	1）揉法的定义、分类、操作要领、作用	（1）方法：讲授法、演示法 （2）重点：揉法的定义、分类、操作要领、作用 （3）难点：㨰法的定义、分类、操作要领、作用	3
			2）㨰法的定义、分类、操作要领、作用		
		（3）挤压类手法	1）按法的定义、分类、操作要领、作用	（1）方法：讲授法、演示法 （2）重点：拨法的定义、分类、操作要领、作用	3
			2）点法的定义、分类、操作要领、作用		
			3）拿法的定义、分类、操作要领、作用		

续表

模块	课程	学习单元	课程内容	培训建议	培训学时
5．按摩学基础知识	5-5 按摩基本手法	(3) 挤压类手法	4) 拨法的定义、分类、操作要领、作用	(3) 难点：拿法的定义、分类、操作要领、作用	
			5) 捏法的定义、分类、操作要领、作用		
			6) 捻法的定义、分类、操作要领、作用		
		(4) 振动类手法	1) 抖法的定义、分类、操作要领、作用	(1) 方法：讲授法、演示法 (2) 重点与难点：振法的定义、分类、操作要领、作用	1
			2) 振法的定义、分类、操作要领、作用		
		(5) 叩击类手法	1) 拍法的定义、分类、操作要领、作用	(1) 方法：讲授法、演示法 (2) 重点与难点：拍法、叩法的定义、分类、操作要领、作用	1
			2) 击法的定义、分类、操作要领、作用		
			3) 叩法的定义、分类、操作要领、作用		
			4) 啄法的定义、分类、操作要领、作用		
			5) 弹法的定义、分类、操作要领、作用		
		(6) 运动关节类手法	1) 摇法的定义、分类、操作要领、作用	(1) 方法：讲授法、演示法 (2) 重点与难点：拔伸法的定义、分类、操作要领、作用	1
			2) 拔伸法的定义、分类、操作要领、作用		
			3) 屈伸法的定义、分类、操作要领、作用		
	5-6 小儿保健常用手法	小儿保健手法的特点与手法操作	1) 小儿保健手法的特点(均匀、柔和、平稳、轻快)	(1) 方法：讲授法、演示法 (2) 重点：小儿保健手法操作方法 (3) 难点：小儿保健手法操作要领	2
			2) 小儿保健手法定义		
			3) 小儿保健手法操作方法及要领		

续表

模块	课程	学习单元	课程内容	培训建议	培训学时
5．按摩学基础知识	5-7　按摩适应证、禁忌证及注意事项	按摩适应证、禁忌证及注意事项	1）按摩的适应证	（1）方法：讲授法、演示法 （2）重点：按摩的禁忌证 （3）难点：按摩注意事项	1
			2）按摩的禁忌证		
			3）按摩注意事项		
6．脊柱按摩相关知识	6-1　脊柱的结构与形态	脊柱的结构与形态特点	1）椎体、椎弓、突起	（1）方法：讲授法、案例教学法 （2）重点与难点：颈椎结构与形态特点	2
			2）颈椎的结构与形态特点		
			3）胸椎的结构与形态特点		
			4）腰椎的结构与形态特点		
			5）骶、尾骨的结构与形态特点		
	6-2　脊柱的生理及生物力学	（1）脊柱的生理功能	1）运动功能	（1）方法：讲授法、案例教学法 （2）重点与难点：支撑稳定功能	1
			2）支撑稳定功能		
		（2）脊柱的生物力学	1）脊柱运动生物力学	（1）方法：讲授法、案例教学法 （2）重点：脊柱运动生物力学 （3）难点：小关节的生物力学	2
			2）椎间盘的生物力学		
			3）小关节的生物力学		
			4）韧带的生物力学		
			5）脊髓的生物力学		
			6）神经根的生物力学		
	6-3　脊柱的运动功能	脊柱的运动功能	1）运动轴	（1）方法：讲授法、案例教学法 （2）重点与难点：运动轴	1
			2）杠杆		
			3）致动体		
			4）限制体		
	6-4　脊柱的神经分布	脊柱的神经分布	1）脊髓	（1）方法：讲授法、案例教学法 （2）重点与难点：脊神经	2
			2）脊神经		
			3）自主神经		

续表

模块	课程	学习单元	课程内容	培训建议	培训学时
6．脊柱按摩相关知识	6–5　脊柱亚健康相关知识	(1) 脊柱亚健康主要原因	1) 颈椎亚健康原因 2) 胸椎亚健康原因 3) 腰骶椎亚健康原因	(1) 方法：讲授法、案例教学法 (2) 重点与难点：颈椎亚健康原因	1
		(2) 脊柱亚健康主要表现	1) 脊柱诊查 2) 颈椎、胸椎、腰椎、骨盆问题的主要表现	(1) 方法：讲授法、案例教学法 (2) 重点与难点：颈椎、胸椎、腰椎、骨盆问题的主要表现	1
7．反射区按摩相关知识	7–1　耳部反射区按摩相关知识	(1) 耳郭表面解剖及耳郭的组织结构	1) 耳郭正面组织结构 2) 耳郭背面组织结构	(1) 方法：讲授法、案例教学法 (2) 重点：耳轮、耳垂、对耳轮、耳舟 (3) 难点：三角窝、耳甲	2
		(2) 耳穴的定位及运用	1) 耳轮、对耳轮区域的耳穴定位及运用 2) 耳舟区域的耳穴定位及运用 3) 耳屏、对耳屏区域的耳穴定位及运用 4) 耳垂区域的耳穴定位及运用 5) 耳甲、三角窝区域的耳穴定位及运用	(1) 方法：讲授法、案例教学法 (2) 重点：耳甲、三角窝区域的耳穴定位及运用 (3) 难点：耳舟区域的耳穴定位及运用	2
	7–2　手部反射区按摩相关知识	(1) 手部特点	1) 手部形态 2) 手部温度 3) 手部颜色 4) 手的活动度	(1) 方法：讲授法、案例教学法 (2) 重点：手部颜色 (3) 难点：手的活动度	2
		(2) 手部反射区	1) 手部五脏反射区 2) 手部六腑反射区	(1) 方法：讲授法、案例教学法 (2) 重点与难点：手部五脏反射区	2

续表

<table>
<tr><th>模块</th><th>课程</th><th>学习单元</th><th>课程内容</th><th>培训建议</th><th>培训学时</th></tr>
<tr><td rowspan="9">7．反射区按摩相关知识</td><td rowspan="9">7–3　足部反射区按摩相关知识</td><td rowspan="3">（1）足部按摩基本手法</td><td>1）足部按摩基本手法要领及适用反射区</td><td rowspan="3">（1）方法：讲授法、演示法
（2）重点与难点：足部按摩基本手法要领及适用反射区</td><td rowspan="3">2</td></tr>
<tr><td>2）足部按摩手法的力度</td></tr>
<tr><td>3）足部按摩注意事项</td></tr>
<tr><td rowspan="6">（2）足部及小腿部反射区定位及功效</td><td>1）足部反射区的分布规律</td><td rowspan="6">（1）方法：讲授法、案例教学法
（2）重点与难点：足底部反射区定位及功效、足内外侧反射区定位及功效</td><td rowspan="6">4</td></tr>
<tr><td>2）足部基本反射区定位及功效</td></tr>
<tr><td>3）足底部反射区定位及功效</td></tr>
<tr><td>4）足背部反射区定位及功效</td></tr>
<tr><td>5）足内外侧反射区定位及功效</td></tr>
<tr><td>6）小腿部反射区定位及功效</td></tr>
<tr><td rowspan="9">8．按摩精油相关知识</td><td rowspan="4">8–1　天然植物精油概述</td><td rowspan="2">（1）植物精油的形成与萃取方法</td><td>1）植物精油的形成</td><td rowspan="2">（1）方法：讲授法、案例教学法
（2）重点与难点：压榨法、蒸馏法的特点</td><td rowspan="2">1</td></tr>
<tr><td>2）植物精油萃取方法及其特点</td></tr>
<tr><td rowspan="2">（2）植物精油的保存与鉴别</td><td>1）植物精油的保存方法及注意事项</td><td rowspan="2">（1）方法：讲授法、案例教学法
（2）重点：植物精油的保存
（3）难点：植物精油品质鉴别</td><td rowspan="2">1</td></tr>
<tr><td>2）植物精油品质鉴别的方法</td></tr>
<tr><td rowspan="5">8–2　植物精油的成分及特性</td><td rowspan="5">（1）植物精油的成分及特性</td><td>1）精油的化学结构</td><td rowspan="5">（1）方法：讲授法、案例教学法
（2）重点：植物精油的成分及特性
（3）难点：精油的化学结构</td><td rowspan="5">2</td></tr>
<tr><td>2）精油化合物的种类</td></tr>
<tr><td>3）萜烯类植物精油特性</td></tr>
<tr><td>4）醇类、酯类植物精油特性</td></tr>
<tr><td>5）醛类、酮类等植物精油特性</td></tr>
</table>

续表

模块	课程	学习单元	课程内容	培训建议	培训学时
8．按摩精油相关知识	8-3 精油的作用及应用方法	(1) 植物精油的作用	1) 植物精油对身体作用 2) 植物精油对心理作用	(1) 方法：讲授法、案例教学法 (2) 重点与难点：植物精油对身体作用	1
		(2) 植物精油的调配及应用	1) 植物精油调配方法 2) 植物精油吸嗅 3) 植物精油按摩 4) 植物精油沐浴 5) 植物精油敷贴	(1) 方法：讲授法、案例教学法 (2) 重点与难点：植物精油调配方法	2
9．保健调理相关知识	9-1 刮痧相关知识	(1) 刮痧基础知识	1) 刮痧概述 2) 刮痧常用器具与介质 3) 刮痧适应证 4) 刮痧注意事项和禁忌证	(1) 方法：讲授法、案例教学法 (2) 重点与难点：刮痧常用器具与介质的选择	1
		(2) 刮痧常用手法及操作	1) 刮痧手法 2) 刮痧流程	(1) 方法：讲授法、案例教学法 (2) 重点与难点：刮痧手法要领	2
	9-2 拔罐相关知识	(1) 拔罐基础知识	1) 拔罐概述 2) 常用器具 3) 拔罐适应证 4) 拔罐注意事项和禁忌证	(1) 方法：讲授法、案例教学法 (2) 重点与难点：拔罐常用器具的选择	1
		(2) 拔罐常用手法及操作	1) 拔罐手法 2) 拔罐流程	(1) 方法：讲授法、案例教学法 (2) 重点与难点：拔罐手法要领	2
	9-3 艾灸相关知识	(1) 艾灸基础知识	1) 艾灸概述 2) 灸材的选择 3) 艾灸适应证 4) 艾灸注意事项及禁忌证	(1) 方法：讲授法、案例教学法 (2) 重点：艾灸注意事项及禁忌证 (3) 难点：灸材选择	2

续表

模块	课程	学习单元	课程内容	培训建议	培训学时
9．保健调理相关知识	9–3　艾灸相关知识	（2）艾灸常用手法及操作	1）艾灸常用手法	（1）方法：讲授法、案例教学法 （2）重点：艾灸操作流程 （3）难点：艾灸常用手法要领	3
			2）艾灸操作流程		
	9–4　砭术相关知识	（1）砭术基础知识	1）砭术概述	（1）方法：讲授法、案例教学法 （2）重点与难点：砭术适应证	1
			2）砭术适应证		
			3）砭术常用器具		
			4）砭术注意事项及禁忌证		
		（2）砭术常用手法及操作	1）砭术手法	（1）方法：讲授法、案例教学法 （2）重点：砭术操作流程 （3）难点：砭术手法要领	1
			2）砭术操作流程		
	9–5　其他	（1）敷贴	1）敷贴概述	（1）方法：讲授法、案例教学法 （2）重点与难点：敷贴方法	1
			2）敷贴常用剂型		
			3）常用敷贴方法及注意事项		
		（2）运动拉伸	1）运动拉伸概述	（1）方法：讲授法、案例教学法 （2）重点与难点：运动拉伸操作方法	2
			2）运动拉伸操作方法		
			3）运动拉伸注意事项和禁忌证		
		（3）药浴熏蒸	1）药浴熏蒸概述	（1）方法：讲授法、案例教学法 （2）重点与难点：药浴熏蒸操作方法	2
			2）药浴熏蒸操作方法		
			3）药浴熏蒸注意事项和禁忌证		
10. 心理学相关知识	10–1　健康与心理健康概述	（1）健康	1）健康的定义	（1）方法：讲授法、案例教学法 （2）重点与难点：健康的标准	1
			2）健康的标准		
		（2）心理健康	1）心理健康的定义	（1）方法：讲授法、案例教学法 （2）重点与难点：心理健康的标准	1
			2）心理健康的标准		

续表

模块	课程	学习单元	课程内容	培训建议	培训学时
10. 心理学相关知识	10–2 心理服务的对象、任务与原则	心理服务	1）心理服务的对象 2）心理服务的任务 3）心理服务的原则	（1）方法：讲授法、案例教学法 （2）重点与难点：心理服务的任务	1
	10–3 宾客的消费心理	（1）宾客的消费心理	1）求廉的心理 2）求实的心理 3）安全的心理 4）从众的心理 5）求新、求美的心理 6）自尊和表现自我的心理 7）追求“名牌”的心理	（1）方法：讲授法、案例教学法 （2）重点：求实的心理 （3）难点：自尊和表现自我的心理	1
		（2）判断宾客消费意向	1）非言辞讯号 2）言辞讯号	（1）方法：讲授法、案例教学法 （2）重点与难点：言辞讯号	1
	10–4 主宾关系的基本要素	建立良好主宾关系的基本要素	1）尊重 2）真诚 3）通情达理	（1）方法：讲授法、案例教学法 （2）重点与难点：尊重	1
	10–5 主宾关系的技巧	加强主宾关系的技巧	1）倾听技巧 2）询问技巧 3）积极关注技巧 4）宣泄技巧	（1）方法：讲授法、案例教学法 （2）重点与难点：倾听技巧	1
11. 相关法律、法规知识	11–1 相关法律、法规知识	（1）《中华人民共和国劳动法》相关知识	1）劳动者权利和义务 2）劳动合同 3）工作时间和休息时间 4）工资 5）社会保险和福利	（1）方法：讲授法、案例教学法 （2）重点：劳动者权利和义务 （3）难点：劳动合同	1
		（2）《中华人民共和国消费者权益保护法》相关知识	1）消费者的权利 2）经营者的义务	（1）方法：讲授法、案例教学法 （2）重点与难点：消费者的权利	1

续表

模块	课程	学习单元	课程内容	培训建议	培训学时
11. 相关法律、法规知识	11-1　相关法律、法规知识	（3）《中华人民共和国劳动合同法》相关知识	1）劳动合同的签订 2）试用期 3）保证金和押金	（1）方法：讲授法、案例教学法 （2）重点与难点：劳动合同的签订	1
		（4）《公共场所卫生管理条例》相关知识	1）卫生管理 2）卫生监督 3）处罚	（1）方法：讲授法、案例教学法 （2）重点：处罚 （3）难点：卫生管理	1
课堂合计课时					138

2.2.2　五级 / 初级职业技能培训课程规范

模块	课程	学习单元	课程内容	培训建议	培训学时
1. 按摩前工作	1-1　接待	接待宾客	1）接待的作用及主要职能 2）迎送、引导宾客的程序、方法和要求 3）民族风俗习惯与礼仪常识 4）按摩服务项目收费介绍	（1）方法：讲授法、演示法、实训（练习）法 （2）重点：接待的作用和主要职能 （3）难点：迎送、引导宾客的程序、方法和要求	1
	1-2　咨询	询问、介绍按摩服务项目	1）按摩服务项目的适应证和禁忌证 2）按摩的主要特点及作用原理 3）按摩服务项目及其基本作用介绍	（1）方法：讲授法、演示法、实训（练习）法 （2）重点：按摩服务项目的介绍方法、技巧与要求 （3）难点：按摩的主要特点及作用原理	1
	1-3　操作间准备	准备操作间	1）按摩用品、用具的准备及使用方法 2）个人和环境卫生整理	（1）方法：讲授法、演示法、实训（练习）法 （2）重点与难点：按摩用品、用具的准备及使用方法	1

续表

模块	课程	学习单元	课程内容	培训建议	培训学时
2．全身按摩	2–1　颈肩部按摩	（1）颈肩部按摩	1）颈肩部按摩的相关知识 ①颈肩部按摩常用手法的操作要领 ②颈肩部按摩常用穴位的定位与作用 ③颈肩部按摩注意事项	（1）方法：讲授法、演示法、实训（练习）法 （2）重点：颈肩部按摩操作 （3）难点：颈肩部按摩常用手法的操作要领	4
			2）颈肩部按摩操作 ①双手拿揉颈项部 ②拇指指腹按压棘突两侧 ③四指与掌根拿揉肩部 ④拇指指腹按压肩井、秉风、天宗等穴位 ⑤侧擦法擦肩部 ⑥双手侧击法叩击肩部		
	2–2　背腰部按摩	（1）背腰部按摩	1）背腰部按摩的相关知识 ①背腰部按摩常用手法的操作要领 ②背腰部按摩常用穴位的定位与作用 ③背腰部按摩注意事项	（1）方法：讲授法、演示法、实训（练习）法 （2）重点：背腰部按摩操作 （3）难点：擦脊柱两侧手法的操作要领	4
			2）背腰部按摩操作 ①双手晃动背腰部 ②双手掌按揉背腰部 ③拇指指腹点按夹脊穴 ④拇指指腹弹拨足太阳膀胱经 ⑤双手掌掌根按压足太阳膀胱经 ⑥侧擦法擦脊柱两侧 ⑦用双手虚掌拍打背腰部 ⑧拇指指腹点揉肾俞穴 ⑨拇指与其余四指提捏背腰部 ⑩单手掌擦命门穴 ⑪单手掌擦八髎穴 ⑫手掌自上而下直推背腰部		

续表

模块	课程	学习单元	课程内容	培训建议	培训学时
2．全身按摩	2-3 下肢后侧部按摩	下肢后侧部按摩	1）下肢后侧部按摩的相关知识 ①下肢后侧部按摩常用手法的操作要领 ②下肢后侧部按摩常用穴位的定位与作用 ③下肢后侧部按摩注意事项	（1）方法：讲授法、演示法、实训（练习）法 （2）重点：下肢后侧部按摩操作 （3）难点：抱揉下肢后侧手法的操作要领	4
			2）下肢后侧部按摩操作 ①单手掌自上而下直推下肢后侧 ②双手拿揉臀部及下肢后侧 ③立擦法擦臀部及下肢后侧 ④拇指指腹按压环跳、承扶、殷门、委中、承山等穴 ⑤手指拿揉昆仑、太溪穴 ⑥双手空拳叩击臀部及下肢后侧 ⑦双手抱揉下肢后侧 ⑧双手推摩足底反射区 ⑨手指拔伸趾关节 ⑩手掌和空拳叩、擦足底		
	2-4 头面部按摩	头面部按摩	1）头面部按摩的相关知识 ①头面部按摩常用手法的操作要领 ②头面部按摩常用穴位的定位与作用 ③头面部按摩注意事项	（1）方法：讲授法、演示法、实训（练习）法 （2）重点：头面部按摩操作	4
			2）头面部按摩操作 ①拇指分抹印堂至太阳穴 ②大鱼际分推前额至太阳穴 ③双拇指由内向外轻摩眼眶 ④拇指和食指轻捏眉弓 ⑤拇指点按眼周穴位		

续表

模块	课程	学习单元	课程内容	培训建议	培训学时
2．全身按摩	2-4 头面部按摩	头面部按摩	⑥拇指推摩鼻翼两侧 ⑦拇指推抹水沟至地仓穴 ⑧四指指腹轻摩下颌至颊车穴 ⑨四指指腹轻揉颊车至太阳穴 ⑩拇指点揉五经并点按百会穴 ⑪中指勾点风池、风府穴 ⑫十指指腹梳理头皮 ⑬拇指和食指轻揉耳郭 ⑭手掌振动鼓膜	（3）难点：点揉五经手法的操作要领	
	2-5 胸腹部按摩	胸腹部按摩	1）胸腹部按摩的相关知识 ①胸腹部按摩常用手法的操作要领 ②胸腹部按摩常用穴位的定位与作用 ③胸腹部按摩注意事项	（1）方法：讲授法、演示法、实训（练习）法 （2）重点：胸腹部按摩操作 （3）难点：全手掌揉腹部手法的操作要领	4
			2）胸腹部按摩操作 ①双手掌根按压双肩 ②双手掌分推胸部至两肋 ③双手提拉带脉 ④全手掌揉腹部 ⑤双手轻拿腹直肌 ⑥拇指点压上脘、中脘、下脘、天枢、气海、关元穴 ⑦全手掌摩腹		
	2-6 上肢部按摩	上肢部按摩	1）上肢部按摩的相关知识 ①上肢部按摩常用手法的操作要领 ②上肢部按摩常用穴位的定位与作用 ③上肢部按摩注意事项	（1）方法：讲授法、演示法、实训（练习）法 （2）重点：上肢部按摩操作	4
			2）上肢部按摩操作 ①单手掌直推上肢 ②手掌拿揉手三阴经、手三阳经		

续表

模块	课程	学习单元	课程内容	培训建议	培训学时
2．全身按摩	2-6 上肢部按摩	上肢部按摩	③拇指按揉腕关节 ④拇指点按曲池、手三里、内关、神门、合谷、劳宫穴 ⑤拇指推按手掌 ⑥食指和中指拔伸指间关节 ⑦顺时针和逆时针摇腕关节 ⑧双手抖动上肢 ⑨双手摇肩关节	（3）难点：抖动上肢	
	2-7 下肢前侧、内侧、外侧部按摩	下肢前侧、内侧、外侧部按摩	1）下肢前侧、内侧、外侧部按摩的相关知识 ①下肢前侧、内侧、外侧部按摩常用手法的操作要领 ②下肢前侧、内侧、外侧部按摩常用穴位的定位与作用 ③下肢前侧、内侧、外侧部按摩注意事项	（1）方法：讲授法、演示法、实训（练习）法 （2）重点：下肢前侧、内侧、外侧部按摩操作 （3）难点：拨揉膝眼的手法操作	4
			2）下肢前侧、内侧、外侧部按摩操作 ①单手掌自上而下直推下肢前侧、内侧、外侧 ②双手拿揉下肢前侧、内侧、外侧 ③侧㨰法㨰下肢前侧、内侧 ④拇指拨揉膝眼 ⑤拇指按揉血海、足三里、三阴交穴 ⑥双手抱揉膝关节 ⑦拇指拨足阳明胃经 ⑧双手虚掌拍打下肢前侧、内侧、外侧 ⑨拇指推摩足背 ⑩双手活动踝关节		

续表

模块	课程	学习单元	课程内容	培训建议	培训学时
2．全身按摩	2-8　背腰部精油按摩	背腰部精油按摩	1）背腰部精油按摩的相关知识 ①背腰部精油按摩常用精油 ②背腰部常用精油调配比例 ③背腰部精油按摩注意事项 2）背腰部精油按摩操作 ①双手掌对背腰部进行展油 ②双手拇指指腹或双拳自上而下推膀胱经 ③拇指推肩胛内侧缘 ④双手掌分推背腰部 ⑤双手掌提拿背腰部 ⑥双手掌擦命门穴 ⑦双手拇指交叉自上而下推棘突两侧 ⑧双手掌八卦揉腰部 ⑨双手掌根按揉腰部 ⑩双手拇指点揉肾俞穴 ⑪叠掌自下而上擦督脉 ⑫双手掌自下而上直推膀胱经	（1）方法：讲授法、演示法、实训（练习）法 （2）重点：背腰部精油按摩操作 （3）难点：指推棘突两侧手法的操作要领	4
3．足部按摩	3-1　浴足	浴足	1）浴足的相关知识 ①浴足的常用手法 ②浴足的常用反射区 ③浴足的注意事项 2）浴足操作 ①对泡脚器具进行清洁、消毒 ②准备泡脚水并调试水温 ③浸湿小腿部位 ④搓洗脚内侧、脚外侧、脚心、脚背、脚趾缝、小腿腓肠肌 ⑤擦干双足 ⑥包脚保温 ⑦对双脚进行放松	（1）方法：讲授法、演示法、实训（练习）法 （2）重点：浴足操作 （3）难点：搓洗脚内侧、脚外侧、脚心、脚背、脚趾缝、小腿腓肠肌的手法操作	3

续表

模块	课程	学习单元	课程内容	培训建议	培训学时
3．足部按摩	3-2 足底部按摩	足底部按摩	1）足底部按摩的相关知识 ①足底部按摩的常用手法 ②足底部按摩的常用反射区 ③足底部按摩的注意事项	（1）方法：讲授法、演示法、实训（练习）法 （2）重点：足底部按摩操作 （3）难点：用食指扣拳法刮压输尿管反射区	8
			2）足底部按摩操作 ①食指关节点压肾上腺反射区 ②食指关节点压肾反射区 ③食指扣拳法刮压腹腔神经丛反射区 ④食指扣拳法刮压输尿管反射区 ⑤拇指推压尿道反射区 ⑥拇指推压膀胱反射区 ⑦敲击、叩击、搓揉对足部进行放松结束		
	3-3 放松整理	放松整理	1）放松整理的相关知识 ①放松整理的常用手法 ②放松整理的相关部位 ③放松整理的注意事项	（1）方法：讲授法、演示法、实训（练习）法 （2）重点：放松整理操作 （3）难点：用双手搓揉等手法对双脚进行放松	3
			2）放松整理操作 ①双手搓揉等手法对单脚进行放松 ②双手搓揉等手法对双脚进行放松 ③双手搓揉等手法对小腿进行放松 ④双手搓揉等手法对膝关节进行放松 ⑤为受术者清洗残留按摩介质		
4．脊柱按摩	4-1 背腰部保健按摩	背腰部按摩	1）背腰部按摩的相关知识 ①背腰部按摩的常用手法 ②背腰部按摩的常用穴位 ③背腰部按摩的注意事项	（1）方法：讲授法、演示法、实训（练习）法	4

续表

模块	课程	学习单元	课程内容	培训建议	培训学时
4．脊柱按摩	4-1　背腰部保健按摩	背腰部按摩	2）背腰部按摩操作 ①双手拿揉颈肩部 ②拇指指腹按压颈椎、胸椎、腰椎棘突两侧 ③手掌直推背腰部 ④手掌按揉背腰部 ⑤拇指弹拨足太阳膀胱经 ⑥手掌按压足太阳膀胱经 ⑦小鱼际擦脊柱两侧 ⑧虚掌拍打背腰部 ⑨拇指点揉背俞穴 ⑩手掌擦命门穴 ⑪手掌擦八髎穴	（2）重点：背腰部按摩操作 （3）难点：按压颈椎、胸椎、腰椎棘突两侧手法的操作要领	
	4-2　腹部保健按摩	腹部按摩	1）腹部按摩的相关知识 ①腹部按摩的常用手法 ②腹部按摩的常用穴位 ③腹部按摩的注意事项 2）腹部按摩操作 ①全掌揉腹 ②双手提拿腹直肌 ③拇指点揉中脘、天枢、气海、关元等穴	（1）方法：讲授法、演示法、实训（练习）法 （2）重点：腹部按摩操作 （3）难点：点揉腧穴手法的操作要领	3
5．反射疗法	5-1　耳部反射区位置	耳部脏腑反射区位置	1）耳部反射区位置的相关知识 ①耳部反射区位置查找方法 ②耳部反射区位置查找注意事项 2）查找耳部脏腑反射区位置 ①心 ②肝 ③脾 ④肺 ⑤肾 ⑥胃 ⑦胰胆 ⑧小肠 ⑨大肠 ⑩膀胱 ⑪三焦	（1）方法：讲授法、演示法、实训（练习）法 （2）重点：查找耳部脏腑反射区位置 （3）难点：查找耳部肾反射区位置	4

续表

模块	课程	学习单元	课程内容	培训建议	培训学时
5．反射疗法	5-2　手部反射区位置	手部脏腑反射区位置	1）手部反射区位置的相关知识 ①手部反射区位置查找方法 ②手部反射区位置查找注意事项	（1）方法：讲授法、演示法、实训（练习）法 （2）重点：查找手部脏腑反射区位置 （3）难点：查找手部三焦反射区位置	3
			2）查找手部脏腑反射区位置 ①心 ②肝 ③脾 ④肺 ⑤肾 ⑥胃 ⑦胰胆 ⑧小肠 ⑨大肠 ⑩膀胱 ⑪三焦		
6．按摩后工作	6-1　按摩后服务	按摩后的服务工作	1）按摩后的服务工作要点	（1）方法：讲授法、演示法、实训（练习）法 （2）重点与难点：按摩后的服务工作要点	1
			2）按摩后的饮食及保养建议		
	6-2　操作间整理	按摩后整理工作	1）用品、用具摆放	（1）方法：讲授法、演示法、实训（练习）法 （2）重点与难点：操作间环境卫生清理	1
			2）操作间环境卫生清理		
课堂学时合计					65

2.2.3 四级 / 中级职业技能培训课程规范

模块	课程	学习单元	课程内容	培训建议	培训学时
1. 按摩前工作	1-1 接待	接待服务	1）接待的作用和主要职能	（1）方法：讲授法、演示法、实训（练习）法 （2）重点：介绍服务项目 （3）难点：不同民族和地区的风俗习惯	1
			2）不同民族和地区的风俗习惯		
			3）介绍服务项目		
	1-2 咨询	服务项目推荐	1）项目推荐	（1）方法：讲授法、演示法、实训（练习）法 （2）重点与难点：服务流程	1
			2）服务流程		
	1-3 操作间准备	环境与器具准备	1）不同季节、地区操作间的布置	（1）方法：讲授法、演示法、实训（练习）法 （2）重点：操作间器具的清洁、消毒 （3）难点：根据季节和地区不同布置操作间	1
			2）操作间器具清洁、消毒		
			3）个人及环境卫生准备		
2. 全身按摩	2-1 食欲不振按摩	食欲不振按摩	1）食欲不振的相关知识 ①表现 ②原因 ③常用的按摩手法及常用穴位 ④注意事项	（1）方法：讲授法、演示法、实训（练习）法 （2）重点：拇指指振上脘、中脘、下脘、天枢、气海等穴	5
			2）食欲不振按摩的操作 ①双拇指按揉梁门、滑肉门、太乙等穴 ②双手掌快速分推两胁 ③双拇指直推腹部任脉 ④叠掌揉上腹部 ⑤拇指指振上脘、中脘、下脘、天枢、气海等穴 ⑥双手多指提拿腹直肌		

续表

模块	课程	学习单元	课程内容	培训建议	培训学时
2．全身按摩	2-1　食欲不振按摩	食欲不振按摩	⑦拇指点揉足三里穴 ⑧双手拇指点按脾俞、胃俞、三焦俞等穴 ⑨拇指与其余四指提捏背腰部 ⑩双手掌自上而下直推背部膀胱经	（3）难点：叠掌揉上腹部	
	2-2　胸闷按摩	胸闷按摩	1）胸闷的相关知识 ①表现 ②原因 ③常用的按摩手法及常用穴位 ④注意事项	（1）方法：讲授法、演示法、实训（练习）法 （2）重点：拇指点按膻中、中府、云门、期门穴 （3）难点：双拇指点揉肺俞、心俞、肝俞穴	5
			2）胸闷按摩的操作 ①掌根按压双肩 ②双手掌沿肋间隙分推至两肋 ③拇指点按膻中、中府、云门、期门穴 ④拇指点揉曲池、手三里、合谷、内关、神门等穴 ⑤手掌揉腹部 ⑥叠掌按揉背腰部 ⑦双拇指点揉肺俞、心俞、肝俞穴 ⑧双手掌自上而下直推背腰部		
	2-3　头部不适按摩	头部不适按摩	1）头部不适的相关知识 ①表现 ②原因 ③常用的按摩手法及常用穴位 ④注意事项	（1）方法：讲授法、演示法、实训（练习）法 （2）重点：双拇指按揉攒竹至百会穴	5
			2）头部不适的按摩操作 ①双手拇指交替分推印堂至太阳穴 ②大鱼际分推前额至头两侧		

续表

模块	课程	学习单元	课程内容	培训建议	培训学时
2．全身按摩	2-3 头部不适按摩	头部不适按摩	③双手拇指点揉太阳、头维等穴 ④双手拇指按揉攒竹至百会穴 ⑤双手十指指腹揉头部两侧少阳经 ⑥两手拇指按揉百会、四神聪等穴 ⑦双手十指指端梳理头部 ⑧双手拿揉颈肩部	（3）难点：双手十指指腹揉头部两侧少阳经	
	2-4 颈肩部酸沉按摩	颈肩部酸沉按摩	1）颈肩部酸沉的相关知识 ①表现 ②原因 ③常用的按摩手法及常用穴位 ④注意事项	（1）方法：讲授法、演示法、实训（练习）法 （2）重点：双手拇指点按风池、风府、肩井、天宗等穴 （3）难点：手拇指自上而下拨揉颈项部	5
			2）颈肩部酸沉的按摩操作 ①单手多指自上而下拿揉颈项部 ②双手十指交叉以掌根相对用力挤压颈项部 ③双手掌自大椎穴向两侧分推经肩部至肘部 ④双手拇指点按风池、风府、肩井、天宗等穴 ⑤拇指点揉受术者冈上肌及肩胛内侧缘 ⑥手拇指自上而下拨揉颈项部 ⑦双手由内向外拿揉肩部 ⑧侧击法叩击肩背部		
	2-5 四肢酸沉按摩	四肢酸沉按摩	1）四肢酸沉的相关知识 ①表现 ②原因 ③常用的按摩手法及常用穴位 ④注意事项	（1）方法：讲授法、演示法、实训（练习）法	5

续表

模块	课程	学习单元	课程内容	培训建议	培训学时
2．全身按摩	2–5　四肢酸沉按摩	四肢酸沉按摩	2）四肢酸沉的按摩操作 **受术者仰卧位：** ①单手掌自手腕直推至肩部 ②单手自上而下拿揉上肢 ③拇指点按肩井、曲池、曲泽、手三里、合谷等穴 ④单手五指与受术者五指交叉相握，按顺时针、逆时针方向摇动腕关节 ⑤双手拇指及虎口自下而上直推上肢内侧、外侧 ⑥双手按顺时针、逆时针摇动肩关节 ⑦单手自上而下直推下肢前侧、内侧、外侧 ⑧双手自上而下拿揉下肢 ⑨双手抱揉膝关节 ⑩拇指指腹点揉阴陵泉、地机、三阴交、足三里、上巨虚、丰隆、下巨虚等穴 ⑪双手虚掌拍打下肢 **受术者俯卧位：** ①单手掌直推下肢后侧 ②双手拿揉下肢后侧 ③立滚法滚下肢后侧 ④双手拇指点按环跳、承扶、殷门、委阳、承山、昆仑、太溪等穴 ⑤双手抱揉下肢后侧 ⑥双手空拳叩击下肢后侧 ⑦用双手屈伸膝关节和踝关节	（2）重点：四肢酸沉的按摩操作 （3）难点：双手抱揉膝关节操作要领	
	2–6　焦虑紧张按摩	焦虑紧张按摩	1）焦虑紧张的相关知识 ①定义 ②原因 ③表现 ④常用的按摩手法及常用穴位 ⑤注意事项	（1）方法：讲授法、演示法、实训（练习）法	5

续表

模块	课程	学习单元	课程内容	培训建议	培训学时
2．全身按摩	2-6　焦虑紧张按摩	焦虑紧张按摩	2）焦虑紧张的按摩操作 **受术者仰卧位：** ①拇指指腹轻揉印堂、神庭、太阳穴 ②双手拇指指腹分抹前额 ③十指指腹梳理头皮 ④双手中指指腹勾点风池、风府等穴 ⑤双掌分推胸部至两胁 ⑥双手掌重叠揉腹部 **受术者俯卧位：** ①双手拇指指腹自上而下拨揉膀胱经 ②拇指指腹拨揉心俞、肝俞、脾俞、肾俞、涌泉等穴 ③双手掌自上而下直推背腰部	（2）重点：拇指指腹轻揉印堂、神庭、太阳穴 （3）难点：双手掌重叠揉腹部	
	2-7　睡眠不佳按摩	睡眠不佳按摩	1）睡眠不佳的相关知识 ①定义 ②原因 ③表现 ④常用的按摩手法及常用穴位 ⑤注意事项	（1）方法：讲授法、演示法、实训（练习）法 （2）重点：拇指指腹点揉太阳、攒竹、鱼腰、百会、四神聪等穴 （3）难点：叠掌揉腹	5
			2）睡眠不佳的按摩操作 **受术者仰卧位：** ①拇指指腹点揉太阳、攒竹、鱼腰、百会、四神聪等穴 ②中指勾点风池、风府等穴 ③叠掌揉腹 ④拇指指腹点揉中府、膻中、天枢、气海等穴 **受术者俯卧位：** ①双手拇指指腹自上而下直推两侧膀胱经 ②拇指指腹拨揉心俞、脾俞、肝俞、肾俞等穴 ③双手掌自上而下直推背腰部		

续表

模块	课程	学习单元	课程内容	培训建议	培训学时
2．全身按摩	2-8　记忆力减退按摩	记忆力减退按摩	1）记忆力减退的相关知识 ①定义 ②原因 ③表现 ④常用的按摩手法及常用穴位 ⑤注意事项	（1）方法：讲授法、演示法、实训（练习）法 （2）重点：拇指指腹点揉太阳、百会、四神聪、印堂、头维等穴 （3）难点：能用拇指点揉脾俞、胃俞、三焦俞、肾俞穴（补法）	5
			2）记忆力减退的按摩操作 ①双手重叠揉腹 ②食指、中指、无名指点压上脘、中脘、下脘等穴 ③拇指和食指点压天枢穴 ④食指、中指点按气海、关元等穴 ⑤双手大鱼际分推前额 ⑥拇指指腹点揉太阳、百会、四神聪、印堂、头维等穴 ⑦十指指端梳理头皮 ⑧拇指点揉脾俞、胃俞、三焦俞、肾俞穴（补法） ⑨手掌擦命门穴 ⑩双手掌自上而下直推背腰部		
	2-9　经络精油按摩	经络精油按摩	1）经络精油按摩相关知识 ①精油的来源 ②精油的特点 ③精油的作用	（1）方法：讲授法、演示法、实训（练习）法	5
			2）经络精油按摩操作 **手三阴经精油按摩** ①手太阴肺经精油按摩 ②手少阴心经精油按摩 ③手厥阴心包经精油按摩 **手三阳经精油按摩** ①手阳明大肠经精油按摩 ②手太阳小肠经精油按摩 ③手少阳三焦经精油按摩		

续表

模块	课程	学习单元	课程内容	培训建议	培训学时
2．全身按摩	2-9 经络精油按摩	经络精油按摩	**足三阴经精油按摩** ①足太阴脾经精油按摩 ②足少阴肾经精油按摩 ③足厥阴肝经精油按摩 **足三阳经精油按摩** ①足阳明胃经精油按摩 ②足太阳膀胱经精油按摩 ③足少阳胆经精油按摩	（2）重点与难点：足三阳经精油按摩	
3．足部按摩	3-1 按摩介质的选择	按摩介质的类别与使用	1）足部按摩常用按摩介质	（1）方法：讲授法、演示法、实训（练习）法 （2）重点：足部按摩常用按摩介质 （3）难点：按摩介质的使用	2
			2）按摩介质的使用 ①按摩介质的使用方法 ②推荐适宜的按摩介质 ③注意事项		
	3-2 足底、足内、足外、足背部按摩	足底、足内、足外、足背部按摩	1）足部按摩相关知识 ①足部按摩常用反射区 ②足部按摩常用手法	（1）方法：讲授法、演示法、实训（练习）法 （2）重点：足部按摩操作	20
			2）足部按摩操作 ①肾上腺、肾、腹腔神经丛、输尿管、尿道、膀胱、踇趾额窦、垂体、小脑及脑干、三叉神经、鼻、大脑、颈项、眼、耳、甲状旁腺、甲状腺、斜方肌、肺及支气管、心、脾、肝、胆、胃、胰、十二指肠、横结肠、降结肠、乙状结肠及直肠、升结肠、肛门、盲肠及阑尾、回盲瓣、小肠、生殖腺反射区按摩 ②颈椎、胸椎、腰椎、骶骨、尾骨、子宫或前列腺、尿道及阴道、内侧髋关节、直肠及肛门、腹股沟反射区按摩 ③生殖腺、外侧臀部及坐骨神经、膝、肘、肩、肩胛骨、外侧髋关节、下腹部反射区按摩		

续表

模块	课程	学习单元	课程内容	培训建议	培训学时
3．足部按摩	3-2　足底、足内、足外、足背部按摩	足底、足内、足外、足背部按摩	④上颌、下颌、扁桃体、喉、气管及食管、胸部淋巴、内耳迷路、胸部或乳房、横膈膜、内外肋骨、上身淋巴、下身淋巴反射区按摩	（3）难点：足部按摩常用反射区	
4．脊柱按摩	4-1　俯、仰卧位脊柱按摩	俯、仰卧位脊柱按摩	1）俯、仰卧位脊柱按摩相关知识 ①背腰部、颈肩部骨骼、肌肉 ②肺俞、心俞、膈俞、肝俞、脾俞、肾俞、大肠俞等穴位的定位及主要作用 ③揉法、拿法、拨法、按法、推法、擦法、拍打法等手法的施术要领及注意事项	（1）方法：讲授法、演示法、实训（练习）法 （2）重点：揉法、拿法、拨法、按法、推法、擦法、拍打法等手法的施术要领及注意事项 （3）难点：俯卧位、仰卧位脊柱按摩操作	6
			2）俯、仰卧位脊柱按摩操作 **受术者俯卧位：** ①手掌自上而下直推背腰部 ②双手自内向外拿揉肩部 ③手掌自上而下按揉背腰部 ④拇指弹拨足太阳膀胱经 ⑤拇指点按肺俞、心俞、膈俞、肝俞、脾俞、肾俞、大肠俞等穴 ⑥前臂擦脊柱两侧 ⑦虚掌拍打背腰部 **受术者仰卧位：** ①能左右牵拉颈项部 ②能左右牵拉背腰部		
	4-2　坐位脊柱按摩	坐位脊柱按摩	1）坐位脊柱按摩相关知识 ①拔伸法的操作要领及注意事项 ②提胸过伸法的操作要领及注意事项	（1）方法：讲授法、演示法、实训（练习）法	2

续表

模块	课程	学习单元	课程内容	培训建议	培训学时
4．脊柱按摩	4–2 坐位脊柱按摩	坐位脊柱按摩	2）坐位脊柱按摩操作 ①拔伸法向上拔伸颈项部 ②提胸过伸法提拉胸椎	（2）重点与难点：提胸过伸法提拉胸椎	
5．反射疗法	5–1 耳、手部反射区检查	（1）耳部反射区检查	1）耳部重要反射区的定位	（1）方法：讲授法、演示法、实训（练习）法 （2）重点：耳部重要反射区的定位 （3）难点：耳部反射区检查方法	5
			2）耳部反射区检查方法 ①望诊 ②闻诊 ③问诊 ④触诊		
			3）耳部反射区与健康的关系		
		（2）手部反射区检查	1）手指、手掌反射区定位	（1）方法：讲授法、演示法、实训（练习）法 （2）重点与难点：手指、手纹与健康的关系	5
			2）手指、手纹与健康的关系		
	5–2 足底、足内、足外、足背部反射区按摩	足底、足内、足外、足背部反射区按摩	1）足部反射区相关知识 ①足部按摩常用反射区 ②足部按摩常用手法	（1）方法：讲授法、演示法、实训（练习）法 （2）重点：足部反射区按摩操作	20
			2）足部反射区按摩操作 ①肾上腺、肾、腹腔神经丛、输尿管、尿道、膀胱、踇趾额窦、垂体、小脑及脑干、三叉神经、鼻、大脑、颈项、眼、耳、甲状旁腺、甲状腺、斜方肌、肺及支气管、心、脾、肝、胆、胃、胰、十二指肠、横结肠、降结肠、乙状结肠及直肠、升结肠、肛门、盲肠及阑尾、回盲瓣、小肠、生殖腺反射区按摩 ②颈椎、胸椎、腰椎、骶骨、尾骨、子宫或前列腺、尿道及阴道、内侧髋关节、直肠及肛门、腹股沟反射区按摩		

续表

模块	课程	学习单元	课程内容	培训建议	培训学时
5．反射疗法	5-2　足底、足内、足外、足背部反射区按摩	足底、足内、足外、足背部反射区按摩	③生殖腺、外侧臀部及坐骨神经、膝、肘、肩、肩胛骨、外侧髋关节、下腹部反射区按摩 ④上颌、下颌、扁桃体、喉、气管及食管、胸部淋巴、内耳迷路、胸部或乳房、横膈膜、内外肋骨、上身淋巴、下身淋巴反射区按摩	（3）难点：足部按摩常用反射区	
6．按摩后工作	6-1　按摩后服务	按摩后服务	1）按摩后服务内容 2）按摩后按摩介质的处理 3）按摩后服务工作要点 4）按摩后为受术者放松	（1）方法：讲授法、演示法、实训（练习）法 （2）重点与难点：按摩后的服务要点	1
	6-2　操作间整理	环境与用品用具整理	1）按摩后整理工作要点 2）按摩后操作环境处理 3）按摩后用品用具整理	（1）方法：讲授法、演示法、实训（练习）法 （2）重点与难点：按摩后操作环境处理	1
课堂学时合计					110

2.2.4　三级／高级职业技能培训课程规范

模块	课程	学习单元	课程内容	培训建议	培训学时
1．按摩前工作	1-1　接待	接待宾客	1）接待的作用和主要职能 2）根据宾客需求推荐按摩师 3）迎送、引导宾客	（1）方法：讲授法、演示法、实训（练习）法 （2）重点：接待的作用和主要职能 （3）难点：迎送、引导宾客	1

续表

模块	课程	学习单元	课程内容	培训建议	培训学时
1．按摩前工作	1–2　咨询	推荐按摩服务项目	1）按摩服务项目的介绍方法与技巧 2）按摩的主要特点及作用原理 3）按摩服务项目的推荐	（1）方法：讲授法、演示法、实训（练习）法 （2）重点：按摩服务项目的介绍方法与技巧 （3）难点：按摩的主要特点及作用原理	1
	1–3　操作间准备	准备操作间	1）操作间温度的调整 2）按摩用品、用具的准备及其使用方法	（1）方法：讲授法、演示法、实训（练习）法 （2）重点与难点：按摩用品、用具的准备及其使用方法	1
2．全身按摩	2–1　头痛按摩	头痛按摩	1）头痛的相关知识 ①表现 ②原因 2）头痛按摩常用手法及穴位 3）头痛按摩注意事项 4）头痛的按摩操作 **受术者仰卧位：** ①双手拇指自印堂穴向两侧推摩至太阳穴 ②双手拇指由内向外轻摩眼眶 ③双手拇指按揉印堂、太阳、百会穴 ④十指指端梳理头皮 ⑤拇指指腹点揉合谷、太冲穴 **受术者俯卧位：** ①单手拿揉颈部 ②拇指指腹点按风池、风府、天柱等穴 ③双手拿揉肩部 ④双手自上而下按揉肩背部膀胱经 ⑤虎口放松颈项部 5）头痛的辅助调理	（1）方法：讲授法、演示法、实训（练习）法 （2）重点：头痛按摩的常用手法及穴位 （3）难点：头痛的按摩操作要领	8

续表

<table>
<tr><th>模块</th><th>课程</th><th>学习单元</th><th>课程内容</th><th>培训建议</th><th>培训学时</th></tr>
<tr><td rowspan="10">2．全身按摩</td><td rowspan="5">2-2 颈痛按摩</td><td rowspan="5">颈痛按摩</td><td>1）颈痛的相关知识
①表现
②原因</td><td rowspan="5">（1）方法：讲授法、演示法、实训（练习）法
（2）重点：颈痛按摩的常用手法及穴位
（3）难点：颈痛的按摩操作要领</td><td rowspan="5">8</td></tr>
<tr><td>2）颈痛按摩常用手法及穴位</td></tr>
<tr><td>3）颈痛按摩注意事项</td></tr>
<tr><td>4）颈痛的按摩操作
受术者俯卧位：
①双手拿揉颈肩部
②侧㨰法㨰颈肩部
③拇指指腹拨揉颈部
④拇指指腹点揉风池、风府、天柱、颈根、肩中俞、肩外俞、秉风、天宗、肩贞等穴
⑤全掌擦颈肩背部
受术者仰卧位：
①拇指指腹点按头维、太阳、率谷等穴
②双手牵拉颈项部
③手掌拿揉肩部与上肢
④手指拔伸指关节</td></tr>
<tr><td>5）颈痛的辅助调理</td></tr>
<tr><td rowspan="4">2-3 肩痛按摩</td><td rowspan="4">肩痛按摩</td><td>1）肩痛的相关知识
①表现
②原因</td><td rowspan="4">（1）方法：讲授法、演示法、实训（练习）法
（2）重点：肩痛按摩的常用手法及穴位</td><td rowspan="4">8</td></tr>
<tr><td>2）肩痛按摩常用手法及穴位</td></tr>
<tr><td>3）肩痛按摩注意事项</td></tr>
<tr><td>4）肩痛的按摩操作
受术者仰卧位：
①双手重叠揉腹
②拇指与多指拿揉肩部和上肢
③拇指点揉中府、云门、肩前、曲池、手三里、合谷穴</td></tr>
</table>

续表

模块	课程	学习单元	课程内容	培训建议	培训学时
2．全身按摩	2-3　肩痛按摩	肩痛按摩	④双手握住患肢大、小鱼际做上下快速抖动 ⑤双手对肩关节做顺时针和逆时针方向环转 **受术者俯卧位：** ①拇指点拨肩井、天宗、肩贞、肩外俞、秉风、肝俞、胆俞、胃俞、肾俞穴 ②双手虚掌拍打肩部 ③手掌直推背腰部 ④双手掌抱住肩部进行揉动	（3）难点：肩痛的按摩操作要领	
			5）肩痛的辅助调理		
	2-4　肘痛按摩	肘痛按摩	1）肘痛的相关知识 ①表现 ②原因	（1）方法：讲授法、演示法、实训（练习）法 （2）重点：肘痛按摩的常用手法及穴位 （3）难点：肘痛的按摩操作要领	8
			2）肘痛按摩常用手法及穴位		
			3）肘痛按摩注意事项		
			4）肘痛的按摩操作 ①拇指与四指自上而下拿揉上肢 ②拇指点揉缺盆、曲池、尺泽、手三里、小海、少海、合谷穴 ③拇指拨揉前臂手三阳经 ④大鱼际揉肱骨外上髁 ⑤手掌擦热肘关节 ⑥双手活动肘关节		
			5）肘痛的辅助调理		
	2-5　腰痛按摩	腰痛按摩	1）腰痛的相关知识 ①表现 ②原因	（1）方法：讲授法、演示法、实训（练习）法	8
			2）腰痛按摩常用手法及穴位		
			3）腰痛按摩注意事项		

续表

模块	课程	学习单元	课程内容	培训建议	培训学时
2．全身按摩	2-5　腰痛按摩	腰痛按摩	4）腰痛的按摩操作 **受术者俯卧位：** ①拇指点按手三里穴 ②手掌按揉足太阳膀胱经 ③双手拇指重叠自上而下弹拨足太阳膀胱经 ④拇指点揉肝俞、脾俞、肾俞、大肠俞、关元俞、八髎、环跳、秩边、承扶、委中、承山等穴 ⑤小鱼际擦足太阳膀胱经 ⑥手掌擦命门、八髎穴 ⑦单手掌或双手掌直推足太阳膀胱经 **受术者仰卧位：** 手掌顺时针揉腹	（2）重点：腰痛按摩的常用手法及穴位 （3）难点：腰痛的按摩操作要领	
			5）腰痛的辅助调理		
	2-6　足跟痛按摩	足跟痛按摩	1）足跟痛的相关知识 ①表现 ②原因	（1）方法：讲授法、演示法、实训（练习）法 （2）重点：足跟痛按摩的常用手法及穴位 （3）难点：足跟痛的按摩操作要领	4
			2）足跟痛按摩常用手法及穴位		
			3）足跟痛按摩注意事项		
			4）足跟痛的按摩操作 **受术者俯卧位：** ①手掌直推小腿后侧 ②拇指由轻到重按揉太溪、昆仑、照海、涌泉、然谷等穴 ③手掌或前臂擦足底 ④双手多指捏拿足跟 ⑤空拳叩击足跟 ⑥小鱼际擦小腿后侧及足底部 ⑦双手牵拉跟腱 ⑧拇指指腹点揉肝俞、脾俞、肾俞等穴 **受术者仰卧位：** 顺时针揉腹		
			5）足跟痛的辅助调理		

续表

模块	课程	学习单元	课程内容	培训建议	培训学时
2．全身按摩	2–7 胃痛按摩	胃痛按摩	1）胃痛的相关知识 ①表现 ②原因	（1）方法：讲授法、演示法、实训（练习）法 （2）重点与难点：胃痛按摩的常用手法及穴位 （3）难点：胃痛的按摩操作要领	8
			2）胃痛按摩常用手法及穴位		
			3）胃痛按摩注意事项		
			4）胃痛的按摩操作 **受术者仰卧位：** ①叠掌揉腹 ②双手手指点按上脘、中脘、下脘、天枢、气海、关元穴 ③双手拇指和其余四指提拿腹直肌 ④单手掌摩腹 ⑤拇指点揉足三里穴 **受术者俯卧位：** ①拇指点揉肝俞、胆俞、脾俞、胃俞、肾俞等穴 ②双手拇指和其余四指自下而上捏脊 ③单手掌或双手掌自上而下直推背腰部		
			5）胃痛的辅助调理		
	2–8 痛经按摩	痛经按摩	1）痛经的相关知识 ①表现 ②原因	（1）方法：讲授法、演示法、实训（练习）法 （2）重点：痛经按摩的常用手法及穴位	8
			2）痛经按摩常用手法及穴位		
			3）痛经按摩注意事项		
			4）痛经的按摩操作 **受术者仰卧位：** ①拇指点揉三阴交等穴 ②双手重叠揉腹（行经期禁揉） ③拇指按压天枢、气海、关元、中极等穴 ④手掌横擦小腹部		

续表

模块	课程	学习单元	课程内容	培训建议	培训学时
2．全身按摩	2-8　痛经按摩	痛经按摩	**受术者俯卧位：** ①拇指点揉肝俞、脾俞、胃俞、肾俞、八髎等穴 ②手掌揉擦命门和八髎穴 ③虚掌拍打腰骶部 ④全掌自上而下直推背腰部 5）痛经的辅助调理	（3）难点：痛经的按摩操作要领	
	2-9　失眠按摩	失眠按摩	1）失眠的相关知识 ①表现 ②原因 2）失眠按摩常用手法及穴位 3）失眠按摩注意事项 4）失眠的按摩操作 **受术者仰卧位：** ①拇指点揉头部五经 ②中指指端勾点风池、风府穴 ③双手叠掌揉腹 **受术者俯卧位：** ①对证按摩 ②拇指点按夹脊穴 ③直推背腰部 5）失眠的辅助调理	（1）方法：讲授法、演示法、实训（练习）法 （2）重点：失眠的原因、按摩常用手法及穴位 （3）难点：失眠的按摩操作要领	4
	2-10　便秘按摩	便秘按摩	1）便秘的相关知识 ①表现 ②原因 2）便秘按摩常用手法及穴位 3）便秘按摩注意事项 4）便秘的按摩操作 **受术者仰卧位：** ①叠掌揉腹 ②双手手指点揉天枢、气海、关元等穴 ③拇指按揉足三里、上巨虚等穴 ④顺时针摩腹 ⑤拇指按揉百会穴 5）便秘的辅助调理	（1）方法：讲授法、演示法、实训（练习）法 （2）重点：便秘按摩的常用手法及穴位 （3）难点：便秘的按摩操作要领	8

续表

模块	课程	学习单元	课程内容	培训建议	培训学时
3．足部按摩	3–1 神经系统常见问题足部按摩	神经系统常见问题足部按摩	1）神经系统常见问题	（1）方法：讲授法、演示法、实训（练习）法 （2）重点：神经系统足部按摩常用手法 （3）难点：神经系统常见问题足部按摩操作要领	4
			2）神经系统常用足部反射区		
			3）神经系统足部按摩常用手法		
			4）神经系统常见问题足部按摩操作 ①足底基本反射区按摩操作 ②神经系统足部反射区按摩操作 ③相关器官反射区及基本反射区加强按摩操作		
	3–2 循环系统常见问题足部按摩	循环系统常见问题足部按摩	1）循环系统常见问题	（1）方法：讲授法、演示法、实训（练习）法 （2）重点：循环系统足部按摩常用手法 （3）难点：循环系统常见问题足部按摩操作要领	4
			2）循环系统常用足部反射区		
			3）循环系统足部按摩常用手法		
			4）循环系统常见问题足部按摩操作 ①足底基本反射区按摩操作 ②循环系统足部反射区按摩操作 ③相关器官反射区及基本反射区加强按摩操作		
	3–3 呼吸系统常见问题足部按摩	呼吸系统常见问题足部按摩	1）呼吸系统常见问题	（1）方法：讲授法、演示法、实训（练习）法 （2）重点：呼吸系统足部按摩常用手法 （3）难点：呼吸系统常见问题足部按摩操作要领	4
			2）呼吸系统常用足部反射区		
			3）呼吸系统足部按摩常用手法		
			4）呼吸系统常见问题足部按摩操作 ①足底基本反射区按摩操作 ②呼吸系统足部反射区按摩操作 ③相关器官反射区及基本反射区加强按摩操作		

续表

模块	课程	学习单元	课程内容	培训建议	培训学时
3．足部按摩	3-4 消化系统常见问题足部按摩	消化系统常见问题足部按摩	1）消化系统常见问题	（1）方法：讲授法、演示法、实训（练习）法 （2）重点：消化系统足部按摩常用手法 （3）难点：消化系统常见问题足部按摩操作要领	4
			2）消化系统常用足部反射区		
			3）消化系统足部按摩常用手法		
			4）消化系统常见问题足部按摩操作 ①足底基本反射区按摩操作 ②消化系统足部反射区按摩操作 ③相关器官反射区及基本反射区加强按摩操作		
	3-5 泌尿系统常见问题足部按摩	泌尿系统常见问题足部按摩	1）泌尿系统常见问题	（1）方法：讲授法、演示法、实训（练习）法 （2）重点：泌尿系统足部按摩常用手法 （3）难点：泌尿系统常见问题足部按摩操作要领	4
			2）泌尿系统常用足部反射区		
			3）泌尿系统足部按摩常用手法		
			4）泌尿系统常见问题足部按摩操作 ①足底基本反射区按摩操作 ②泌尿系统足部反射区按摩操作 ③相关器官反射区及基本反射区加强按摩操作		
	3-6 生殖系统常见问题足部按摩	生殖系统常见问题足部按摩	1）生殖系统常见问题	（1）方法：讲授法、演示法、实训（练习）法 （2）重点：生殖系统足部按摩常用手法 （3）难点：生殖系统常见问题足部按摩操作要领	4
			2）生殖系统常用足部反射区		
			3）生殖系统足部按摩常用手法		
			4）生殖系统常见问题足部按摩操作 ①足底基本反射区按摩操作 ②泌尿系统足部反射区按摩操作 ③相关器官反射区及基本反射区加强按摩操作		

续表

模块	课程	学习单元	课程内容	培训建议	培训学时
3．足部按摩	3-7　内分泌系统常见问题足部按摩	内分泌系统常见问题足部按摩	1）内分泌系统常见问题 2）内分泌系统常用足部反射区 3）内分泌系统足部按摩常用手法 4）内分泌系统常见问题足部按摩操作 ①足底基本反射区按摩操作 ②内分泌系统足部反射区按摩操作 ③相关器官反射区及基本反射区加强按摩操作	（1）方法：讲授法、演示法、实训（练习）法 （2）重点：内分泌系统足部按摩常用手法 （3）难点：内分泌系统常见问题足部按摩操作要领	4
	3-8　免疫系统常见问题足部按摩	免疫系统常见问题足部按摩	1）免疫系统常见问题 2）免疫系统常用足部反射区 3）免疫系统足部按摩常用手法 4）免疫系统常见问题足部按摩操作 ①足底基本反射区按摩操作 ②免疫系统足部反射区按摩操作 ③相关器官反射区及基本反射区加强按摩操作	（1）方法：讲授法、演示法、实训（练习）法 （2）重点：免疫系统足部按摩常用手法 （3）难点：免疫系统常见问题足部按摩操作要领	4
	3-9　运动系统常见问题足部按摩	运动系统常见问题足部按摩	1）运动系统常见问题 2）运动系统常用足部反射区 3）运动系统足部按摩常用手法 4）运动系统常见问题足部按摩操作 ①足底基本反射区按摩操作 ②运动系统足部反射区按摩操作 ③相关器官反射区及基本反射区加强按摩操作	（1）方法：讲授法、演示法、实训（练习）法 （2）重点：运动系统足部按摩常用手法 （3）难点：运动系统常见问题足部按摩操作要领	4

续表

模块	课程	学习单元	课程内容	培训建议	培训学时
4．脊柱按摩	4-1　颈椎亚健康按摩	颈椎亚健康按摩	1）颈椎亚健康表现及按摩常用手法 2）颈椎亚健康按摩常用穴位 3）颈椎亚健康按摩注意事项 4）颈椎亚健康按摩操作 **受术者俯卧位：** ①拇指与四指相对用力拿揉颈项部 ②拇指指腹拨揉棘突两侧 ③拇指指腹点按完骨、风池、天柱、风府等穴 ④掌根与四指相对用力拿揉颈肩部 ⑤拇指指腹拨揉颈根至肩峰 ⑥拇指指腹点按肩中俞、肩外俞、秉风、肩井、天宗等穴 ⑦侧擦法擦颈肩部 **受术者仰卧位：** ①侧击法叩击颈肩部 ②一手虎口置于受术者枕骨下缘，另一手手腕托住受术者下颌骨，牵拉颈项部 ③一手虎口置于受术者枕骨下缘，另一手用手腕托住受术者下颌骨，在牵拉颈项部同时，使头向左、向右旋转 ④一手虎口托住受术者枕骨下缘，另一手自下而上拿揉颈项部 ⑤双手拇指指腹点按百会、四神聪等穴 ⑥双手十指指腹梳理头皮	（1）方法：讲授法、演示法、实训（练习）法 （2）重点：颈椎亚健康按摩常用手法 （3）难点：颈椎亚健康按摩操作要领	3

续表

<table>
<tr><th>模块</th><th>课程</th><th>学习单元</th><th>课程内容</th><th>培训建议</th><th>培训学时</th></tr>
<tr><td rowspan="8">4．脊柱按摩</td><td rowspan="4">4-2　胸椎亚健康按摩</td><td rowspan="4">胸椎亚健康按摩</td><td>1）胸椎亚健康表现及按摩常用手法</td><td rowspan="4">（1）方法：讲授法、演示法、实训（练习）法
（2）重点：胸椎亚健康按摩常用手法
（3）难点：胸椎亚健康按摩操作要领</td><td rowspan="4">3</td></tr>
<tr><td>2）胸椎亚健康按摩常用穴位</td></tr>
<tr><td>3）胸椎亚健康按摩注意事项</td></tr>
<tr><td>4）胸椎亚健康按摩操作
受术者俯卧位：
①单手掌自上而下直推背部
②双手掌自上而下轻揉背部两侧肌肉
③双手掌自上而下按压背部棘突两侧
④拇指指腹拨揉背部棘突两侧
⑤拇指指腹点按肺俞、心俞、膈俞、肝俞、胆俞、脾俞、胃俞
⑥拇指指腹点按第一胸椎至第十二胸椎节段夹脊穴
⑦侧擦法擦脊柱两侧肌肉
⑧双手自下而上捏脊
⑨单手掌自上而下擦督脉
⑩双手虚掌拍打背部
受术者坐位：
①向上牵拉胸椎
②向后牵拉胸廓
③单手自上而下直推背部</td></tr>
<tr><td rowspan="4">4-3　腰椎亚健康按摩</td><td rowspan="4">腰椎亚健康按摩</td><td>1）腰椎亚健康按摩常用手法</td><td rowspan="4">（1）方法：讲授法、演示法、实训（练习）法</td><td rowspan="4">3</td></tr>
<tr><td>2）腰椎亚健康按摩常用穴位</td></tr>
<tr><td>3）腰椎亚健康按摩注意事项</td></tr>
<tr><td>4）腰椎亚健康按摩操作
受术者俯卧位：
①单手掌自上而下直推背腰部</td></tr>
</table>

续表

模块	课程	学习单元	课程内容	培训建议	培训学时
4．脊柱按摩	4-3　腰椎亚健康按摩	腰椎亚健康按摩	②双掌自上而下轻揉背腰部两侧肌肉 ③拇指指腹点揉三焦俞、肾俞、大肠俞、小肠俞、环跳等穴 ④拇指指腹拨揉背腰部膀胱经 ⑤拇指指腹点按第一腰椎至第五腰椎节段夹脊穴 ⑥双手提拿腰部两侧肌肉 ⑦侧擦法擦背腰部两侧肌肉 ⑧前臂擦法擦八髎穴，擦命门、八髎穴 ⑨双手掌根压晃腰椎两侧，虚掌拍打腰骶部 **受术者仰卧位：** ①叠掌揉腹 ②拇指点按上脘、中脘、下脘、天枢、气海、关元、大横等穴 ③拇指与四指提拿腹直肌 ④手掌摩腹	（2）重点：腰椎亚健康按摩常用手法 （3）难点：腰椎亚健康按摩操作要领	
	4-4　骨盆亚健康按摩	骨盆亚健康按摩	1）骨盆亚健康表现及按摩常用手法	（1）方法：讲授法、演示法、实训（练习）法 （2）重点：骨盆亚健康按摩常用手法	3
			2）骨盆亚健康按摩常用穴位		
			3）骨盆亚健康按摩注意事项		
			4）骨盆亚健康按摩操作 **受术者俯卧位：** ①双手掌自上而下直推膀胱经 ②双手掌自上而下按揉膀胱经 ③拇指自上而下轻拨膀胱经 ④双拇指点按三焦俞、肾俞、大肠俞、小肠俞等穴 ⑤前臂擦腰骶部、臀部、下肢后侧		

续表

模块	课程	学习单元	课程内容	培训建议	培训学时
4．脊柱按摩	4–4　骨盆亚健康按摩	骨盆亚健康按摩	⑥双手拉伸股四头肌 **受术者侧卧位：** ①双手按揉阔筋膜张肌、髂胫束 ②肘关节点按居髎穴 ③双手拉伸大腿内侧肌群 **受术者仰卧位：** ①双手叠掌揉腹 ②拇指点按上脘、中脘、下脘、天枢、气海、关元等穴 ③拇指与四指提拿腹直肌 ④手掌摩腹 ⑤双手自上而下拿揉下肢 ⑥拇指点揉血海、足三里、三阴交、太冲等穴 ⑦双手拉伸腘绳肌、小腿三头肌、大腿内侧肌群、大腿外侧肌群	（3）难点：骨盆亚健康按摩操作要领	
5．反射疗法	5–1　耳部反射区按摩	耳部反射区按摩	1）耳部反射区按摩常用工具	（1）方法：讲授法、演示法、实训（练习）法 （2）重点与难点：耳部反射区按摩操作要领	2
			2）耳部反射区按摩常用手法		
			3）耳部反射区按摩操作 ①耳部反射区消毒 ②探查耳部反射区阳性反应点 ③按摩操作		
	5–2　手部脏腑反射区按摩	手部脏腑反射区按摩	1）手部脏腑反射区相关知识 ①五脏反射区 ②六腑反射区	（1）方法：讲授法、演示法、实训（练习）法 （2）重点与难点：手部脏腑反射区按摩操作要领	2
			2）手部脏腑反射区按摩常用手法		
			3）手部脏腑反射区按摩操作 ①手部五脏反射区按摩操作 ②手部六腑反射区按摩操作		

续表

模块	课程	学习单元	课程内容	培训建议	培训学时
5．反射疗法	5-3　小腿部反射区按摩	小腿部反射区按摩	1）小腿部反射区相关知识 ①小腿内侧反射区 ②小腿外侧反射区 ③小腿后侧反射区	（1）方法：讲授法、演示法、实训（练习）法 （2）重点与难点：小腿部反射区按摩操作要领	3
			2）小腿部反射区按摩常用手法		
			3）小腿部反射区按摩操作 ①小腿内侧反射区按摩操作 ②小腿外侧反射区按摩操作 ③小腿后侧反射区按摩操作		
6．按摩后工作	6-1　按摩后服务	按摩后服务工作	1）饮食及保养指导	（1）方法：讲授法、演示法、实训（练习）法 （2）重点与难点：按摩后服务工作要点，为宾客预约时间	1
			2）为宾客预约按摩时间的技巧、方法		
	6-2　操作间整理	按摩后整理工作	1）操作间消毒	（1）方法：讲授法、演示法、实训（练习）法 （2）重点：操作间消毒 （3）难点：按摩用品、用具的置换	1
			2）按摩用品、用具的置换		
课堂学时合计					132

2.2.5　二级／技师职业技能培训课程规范

模块	课程	学习单元	课程内容	培训建议	培训学时
1．全身按摩	1-1　揉腹法	（1）消化系统常见病的揉腹保健按摩	1）胃及十二指肠溃疡相关知识 ①表现 ②原因	（1）方法：讲授法、演示法、实训（练习）法	2

续表

模块	课程	学习单元	课程内容	培训建议	培训学时
1．全身按摩	1-1 揉腹法	(1) 消化系统常见病的揉腹保健按摩	2）胃及十二指肠溃疡按摩常用手法与穴位	(2) 重点：胃及十二指肠溃疡、胆囊炎相关知识 (3) 难点：胃及十二指肠溃疡及胆囊炎的揉腹操作要领	
			3）胃及十二指肠溃疡按摩注意事项		
			4）胃及十二指肠溃疡按摩操作 ①双手揉腹 ②拇指点按溃疡穴 ③拇指点按脾俞、胃俞穴 ④拇指点揉足三里穴		
			5）胆囊炎相关知识 ①表现 ②原因		
			6）胆囊炎按摩常用手法与穴位		
			7）胆囊炎按摩注意事项		
			8）胆囊炎按摩操作 ①双手揉腹 ②拇指点按肝俞、胆俞穴 ③拇指点揉胆囊穴 ④拇指点揉阳陵泉穴		
		(2) 运动系统常见病的揉腹保健按摩	1）肩周炎相关知识 ①表现 ②原因	(1) 方法：讲授法、演示法、实训（练习）法 (2) 重点：肩周炎、增生性膝关节炎相关知识	2
			2）肩周炎按摩常用手法与穴位		
			3）肩周炎按摩注意事项		
			4）肩周炎按摩操作 ①双手揉腹 ②拇指点按肝俞、肾俞穴 ③拇指点揉肩前、肩髃、肩髎、肩贞、天宗等穴		
			5）增生性膝关节炎相关知识 ①表现 ②原因		

续表

模块	课程	学习单元	课程内容	培训建议	培训学时
1．全身按摩	1-1　揉腹法	（2）运动系统常见病的揉腹保健按摩	6）增生性膝关节炎按摩常用手法与穴位	（3）难点：肩周炎及增生性膝关节炎的揉腹操作要领	
			7）增生性膝关节炎按摩注意事项		
			8）增生性膝关节炎按摩操作 ①双手揉腹 ②拇指点按肝俞、肾俞穴 ③拇指点揉梁丘、血海、鹤顶、犊鼻、足三里、阳陵泉等穴		
		（3）生殖系统常见病的揉腹保健按摩	1）阳痿相关知识 ①表现 ②原因	（1）方法：讲授法、演示法、实训（练习）法 （2）重点：阳痿、月经不调相关知识 （3）难点：阳痿、月经不调的揉腹操作要领	2
			2）阳痿按摩常用手法与穴位		
			3）阳痿按摩注意事项		
			4）阳痿按摩操作 ①双手揉腹 ②拇指点按肾俞、关元俞、八髎等穴 ③拇指点揉气海、关元等穴		
			5）月经不调相关知识 ①表现 ②原因		
			6）月经不调按摩常用手法与穴位		
			7）月经不调按摩注意事项		
			8）月经不调按摩操作 ①双手揉腹 ②拇指点按肝俞、脾俞、肾俞、八髎等穴 ③拇指点揉血海、足三里、三阴交等穴		

续表

模块	课程	学习单元	课程内容	培训建议	培训学时
1. 全身按摩	1-1 揉腹法	(4) 内分泌系统常见病的揉腹保健按摩	1) 肥胖相关知识 ①表现 ②原因	(1) 方法：讲授法、演示法、实训(练习)法 (2) 重点：肥胖、糖尿病相关知识 (3) 难点：肥胖、糖尿病的揉腹操作要领	2
			2) 肥胖按摩常用手法与穴位		
			3) 肥胖按摩注意事项		
			4) 肥胖按摩操作 ①双手揉腹 ②拇指点按脾俞、胃俞等穴 ③拇指点揉上脘、中脘、下脘等穴		
			5) 糖尿病相关知识 ①表现 ②原因		
			6) 糖尿病按摩常用手法与穴位		
			7) 糖尿病按摩注意事项		
			8) 糖尿病按摩操作 ①双手揉腹 ②拇指点按肺俞、肝俞、脾俞、肾俞等穴 ③拇指点揉天枢、地机、三阴交等穴		
	1-2 振腹法	(1) 消化系统常见病的振腹保健按摩	1) 胃下垂相关知识 ①表现 ②原因	(1) 方法：讲授法、演示法、实训(练习)法 (2) 重点：胃下垂、胃神经官能症相关知识	2
			2) 胃下垂按摩常用手法与穴位		
			3) 胃下垂按摩注意事项		
			4) 胃下垂按摩操作 ①振腹或双手揉腹 ②拇指点揉百会穴 ③拇指点按关元穴		
			5) 胃神经官能症相关知识 ①表现 ②原因		

续表

模块	课程	学习单元	课程内容	培训建议	培训学时
1．全身按摩	1-2　振腹法	（1）消化系统常见病的振腹保健按摩	6）胃神经官能症按摩常用手法与穴位	（3）难点：胃下垂、胃神经官能症的揉腹操作要领	
			7）胃神经官能症按摩注意事项		
			8）胃神经官能症按摩操作 ①振腹或双手揉腹 ②拇指点按肝俞、胆俞、脾俞、胃俞穴 ③拇指点揉中脘、天枢、足三里、丰隆等穴		
		（2）运动系统常见病的振腹保健按摩	1）腰椎间盘突出症相关知识 ①表现 ②原因	（1）方法：讲授法、演示法、实训（练习）法 （2）重点：腰椎间盘突出症、腰肌劳损相关知识 （3）难点：腰椎间盘突出症、腰肌劳损的揉腹操作要领	3
			2）腰椎间盘突出症按摩常用手法与穴位		
			3）腰椎间盘突出症按摩注意事项		
			4）腰椎间盘突出症按摩操作 ①振腹或双手揉腹 ②拇指点揉夹脊穴 ③拇指点按肾俞、大肠俞、环跳、承扶、殷门、委中等穴		
			5）腰肌劳损相关知识 ①表现 ②原因		
			6）腰肌劳损按摩常用手法与穴位		
			7）腰肌劳损按摩注意事项		
			8）腰肌劳损按摩操作 ①振腹或双手揉腹 ②拇指点按肝俞、脾俞、肾俞、大肠俞等穴 ③拇指点揉委中、承山、昆仑等穴		

续表

模块	课程	学习单元	课程内容	培训建议	培训学时
1．全身按摩	1–2　振腹法	（3）生殖系统常见病的振腹保健按摩	1）痛经相关知识 ①表现 ②原因	（1）方法：讲授法、演示法、实训（练习）法 （2）重点：痛经、前列腺增生相关知识 （3）难点：痛经、前列腺增生的揉腹操作要领	2
			2）痛经按摩常用手法与穴位		
			3）痛经按摩注意事项		
			4）痛经按摩操作 ①振腹或双手揉腹 ②拇指点揉三阴交穴 ③拇指点按肾俞、八髎、关元、中极等穴		
			5）前列腺增生相关知识 ①表现 ②原因		
			6）前列腺增生按摩常用手法与穴位		
			7）前列腺增生按摩注意事项		
			8）前列腺增生按摩操作 ①振腹或双手揉腹 ②拇指点按中极、归来穴 ③拇指点揉三阴交、太冲等穴		
		（4）内分泌系统常见病的振腹保健按摩	1）乳腺增生相关知识 ①表现 ②原因	（1）方法：讲授法、演示法、实训（练习）法 （2）重点：乳腺增生、甲状腺结节相关知识	2
			2）乳腺增生按摩常用手法与穴位		
			3）乳腺增生按摩注意事项		
			4）乳腺增生按摩操作 ①振腹或双手揉腹 ②拇指点揉期门、云门、中府等穴 ③拇指点按太冲、三阴交等穴		

续表

模块	课程	学习单元	课程内容	培训建议	培训学时
1．全身按摩	1–2　振腹法	（4）内分泌系统常见病的振腹保健按摩	5）甲状腺结节相关知识 ①表现 ②原因	（3）难点：乳腺增生、甲状腺结节的揉腹操作要领	
			6）甲状腺结节按摩常用手法与穴位		
			7）甲状腺结节按摩注意事项		
			8）甲状腺结节按摩操作 ①振腹或双手揉腹 ②拇指点揉天突、缺盆、水突等穴 ③拇指点揉三阴交、太冲、太溪等穴		
2．脊柱按摩	2–1　颈椎相关病按摩	（1）颈型颈椎病按摩	1）颈型颈椎病相关知识 ①表现 ②原因	（1）方法：讲授法、演示法、实训（练习）法 （2）重点：颈型颈椎病的按摩常用手法与穴位 （3）难点：颈型颈椎病的按摩操作要领	3
			2）颈型颈椎病按摩常用手法与穴位		
			3）颈型颈椎病按摩注意事项		
			4）颈型颈椎病按摩操作 **受术者俯卧位：** ①拇指与四指拿揉颈项部 ②拇指拨揉颈椎棘突两侧 ③拇指点揉颈部腧穴 ④双手四指与掌根或大鱼际拿揉颈肩部 ⑤拇指点揉肩部腧穴 ⑥侧擦法擦颈肩部 ⑦侧击法叩击颈肩部 ⑧双手牵拉颈部肌肉与韧带 ⑨双手拔伸颈椎 ⑩单手虎口拨揉颈项部 **受术者仰卧位：** 双手重叠揉腹		

续表

<table>
<tr><th>模块</th><th>课程</th><th>学习单元</th><th>课程内容</th><th>培训建议</th><th>培训学时</th></tr>
<tr><td rowspan="8">2．脊柱按摩</td><td rowspan="8">2-1 颈椎相关病按摩</td><td rowspan="4">（2）落枕按摩</td><td>1）落枕相关知识
①表现
②原因</td><td rowspan="4">（1）方法：讲授法、演示法、实训（练习）法
（2）重点：落枕的按摩常用手法与穴位
（3）难点：落枕的按摩操作要领</td><td rowspan="4">2</td></tr>
<tr><td>2）落枕按摩常用手法与穴位</td></tr>
<tr><td>3）落枕按摩注意事项</td></tr>
<tr><td>4）落枕按摩操作
①拇指点揉手三里、合谷、落枕穴
②双手拿揉颈肩部
③拇指拨揉棘突两侧
④拇指点揉风池、风府、天宗、肩外俞等穴
⑤前臂擦法擦肩背部
⑥虚掌拍打肩背部
⑦双手牵引颈部</td></tr>
<tr><td rowspan="4">（3）小儿肌性斜颈按摩</td><td>1）小儿肌性斜颈相关知识
①表现
②原因</td><td rowspan="4">（1）方法：讲授法、演示法、实训（练习）法
（2）重点：小儿肌性斜颈的按摩常用手法与穴位
（3）难点：小儿肌性斜颈的按摩操作要领</td><td rowspan="4">2</td></tr>
<tr><td>2）小儿肌性斜颈按摩常用手法与穴位</td></tr>
<tr><td>3）小儿肌性斜颈按摩注意事项</td></tr>
<tr><td>4）小儿肌性斜颈按摩操作
①拇指轻揉患侧胸锁乳突肌
②拇指指腹直推患侧胸锁乳突肌
③拇指与食指、中指拿揉颈项部
④拇指拨揉患侧胸锁乳突肌
⑤拇指与食指、中指捏揉患侧胸锁乳突肌
⑥双手牵拉胸锁乳突肌
⑦双手旋转头颈部</td></tr>
</table>

续表

模块	课程	学习单元	课程内容	培训建议	培训学时
2．脊柱按摩	2-1　颈椎相关病按摩	（4）颈源性眩晕按摩	1）颈源性眩晕相关知识 ①表现 ②原因	（1）方法：讲授法、演示法、实训（练习）法 （2）重点：颈源性眩晕的按摩常用手法与穴位 （3）难点：颈源性眩晕的按摩操作要领	3
			2）颈源性眩晕按摩常用手法与穴位		
			3）颈源性眩晕按摩注意事项		
			4）颈源性眩晕按摩操作 **受术者仰卧位：** ①双手大鱼际分抹前额 ②双手拇指按揉太阳穴 ③双手拇指轻揉眼眶 ④拇指和食指捏揉眉弓 ⑤两手拇指点按眼周穴位 ⑥双手拇指点揉头部五经 ⑦双手多指指腹点揉颞侧 ⑧中指指端勾点风池、风府穴 ⑨双手十指梳理头皮 ⑩双手拔伸颈部 **受术者俯卧位：** ①双手拿揉颈肩部 ②双手拇指拨棘突两侧 ③双手拇指点按肩井、肩中俞、肩外俞穴 ④侧擦法擦肩部 ⑤侧击法叩击肩部		
	2-2　胸椎相关病按摩	（1）背肌筋膜炎按摩	1）背肌筋膜炎相关知识 ①表现 ②原因	（1）方法：讲授法、演示法、实训（练习）法 （2）重点：背肌筋膜炎的按摩常用手法与穴位	3
			2）背肌筋膜炎按摩常用手法与穴位		
			3）背肌筋膜炎按摩注意事项		
			4）背肌筋膜炎按摩操作 **受术者俯卧位：** ①双手按揉肩背部 ②双手拇指拨棘突两侧		

续表

模块	课程	学习单元	课程内容	培训建议	培训学时
2．脊柱按摩	2-2　胸椎相关病按摩	（1）背肌筋膜炎按摩	③双手拇指点揉大杼、心俞、脾俞等穴 ④侧擦法擦棘突两侧肌肉 ⑤小鱼际擦背部 ⑥手掌直推肩背部 **受术者坐位：** ①扩胸牵拉法拉伸胸大肌 ②坐位扭转法拉伸背阔肌 ③坐位前屈法拉伸竖脊肌	（3）难点：背肌筋膜炎的按摩操作要领	
		（2）胸椎小关节紊乱按摩	1）胸椎小关节紊乱相关知识 ①表现 ②原因	（1）方法：讲授法、演示法、实训（练习）法 （2）重点：胸椎小关节紊乱的按摩常用手法与穴位 （3）难点：胸椎小关节紊乱的按摩操作要领	3
			2）胸椎小关节紊乱按摩常用手法与穴位		
			3）胸椎小关节紊乱按摩注意事项		
			4）胸椎小关节紊乱按摩操作 ①双手直推肩背部 ②双手按揉肩背部 ③双手拇指拨棘突两侧 ④双手掌按压棘突两侧 ⑤端提法提拉胸椎		
		（3）脊源性心悸按摩	1）脊源性心悸相关知识 ①表现 ②原因	（1）方法：讲授法、演示法、实训（练习）法 （2）重点：脊源性心悸的按摩常用手法与穴位	2
			2）脊源性心悸按摩常用手法与穴位		
			3）脊源性心悸按摩注意事项		
			4）脊源性心悸按摩操作 **受术者俯卧位：** ①双手轻揉背部 ②双手拇指点按胸椎夹脊穴 ③双手拇指拨揉胸椎棘突两侧		

续表

模块	课程	学习单元	课程内容	培训建议	培训学时
2．脊柱按摩	2–2 胸椎相关病按摩	（3）脊源性心悸按摩	④双手拇指点揉肺俞、膈俞、肝俞、脾俞等穴 ⑤侧㨰法㨰胸椎两侧 **受术者坐位：** 端提法提拉胸椎	（3）难点：脊源性心悸的按摩操作要领	
		（4）脊源性胃脘痛按摩	1）脊源性胃脘痛相关知识 ①表现 ②原因	（1）方法：讲授法、演示法、实训（练习）法 （2）重点：脊源性胃脘痛的按摩常用手法与穴位 （3）难点：脊源性胃脘痛的按摩操作要领	2
			2）脊源性胃脘痛按摩常用手法与穴位		
			3）脊源性胃脘痛按摩注意事项		
			4）脊源性胃脘痛按摩操作 **受术者俯卧位：** ①双手直推背腰部 ②双手轻揉背腰部 ③双手拇指拨揉胸椎棘突两侧 ④双手拇指点揉肝俞、脾俞、胃俞等穴 ⑤侧㨰法㨰胸椎两侧 **受术者坐位：** 端提法提拉胸椎		
	2–3 腰骶椎相关病按摩	（1）腰肌劳损按摩	1）腰肌劳损相关知识 ①表现 ②原因	（1）方法：讲授法、演示法、实训（练习）法 （2）重点：腰肌劳损的按摩常用手法与穴位	2
			2）腰肌劳损按摩常用手法与穴位		
			3）腰肌劳损按摩注意事项		
			4）腰肌劳损按摩操作 **受术者俯卧位：** ①手掌直推背腰部 ②双手按揉背腰部		

续表

模块	课程	学习单元	课程内容	培训建议	培训学时
2．脊柱按摩	2–3　腰骶椎相关病按摩	（1）腰肌劳损按摩	③双手拇指拨背腰部棘突两侧肌肉 ④双手拇指点揉脾俞、肾俞、大肠俞等穴 ⑤侧㨰法㨰棘突两侧 ⑥手掌擦命门、腰阳关穴 ⑦双手拇指点按环跳、委中、承山等穴 ⑧双手空拳叩击臀部及下肢后侧 **受术者坐位：** ①坐位前屈法拉伸竖脊肌 ②坐位侧屈法拉伸腰方肌 ③抱膝伸髋法拉伸髂腰肌	（3）难点：腰肌劳损的按摩操作要领	
		（2）腰椎间盘突出症按摩	1）腰椎间盘突出症相关知识 ①表现 ②原因	（1）方法：讲授法、演示法、实训（练习）法 （2）重点：腰椎间盘突出症的按摩常用手法与穴位 （3）难点：腰椎间盘突出症的按摩操作要领	3
			2）腰椎间盘突出症按摩常用手法与穴位		
			3）腰椎间盘突出症按摩注意事项		
			4）腰椎间盘突出症按摩操作 **受术者坐位：** ①拇指拨揉手三里穴 ②双手重叠揉腹 **受术者俯卧位：** ①双手直推背腰部 ②拇指点按夹脊穴 ③侧㨰或立㨰法㨰背腰部及下肢后侧 ④拇指或肘尖点压臀部疼痛点及环跳、委中、承山等穴 ⑤双手空拳叩击臀部及下肢后侧 ⑥单手掌直推下肢后侧		

续表

模块	课程	学习单元	课程内容	培训建议	培训学时
2．脊柱按摩	2–3 腰骶椎相关病按摩	（3）急性腰扭伤按摩	1）急性腰扭伤相关知识 ①表现 ②原因	（1）方法：讲授法、演示法、实训（练习）法 （2）重点：急性腰扭伤的按摩常用手法与穴位 （3）难点：急性腰扭伤的按摩操作要领	2
			2）急性腰扭伤按摩常用手法与穴位		
			3）急性腰扭伤按摩注意事项		
			4）急性腰扭伤按摩操作 ①拇指按揉手三里或腰痛点穴 ②双手直推背腰部 ③拇指或掌根轻揉脊柱两侧 ④多指与掌根提拿腰、臀部两侧 ⑤双手拇指按揉环跳、委中、承山等穴		
		（4）骶髂关节损伤按摩	1）骶髂关节损伤相关知识 ①表现 ②原因	（1）方法：讲授法、演示法、实训（练习）法 （2）重点：骶髂关节损伤的按摩常用手法与穴位 （3）难点：骶髂关节损伤的按摩操作要领	3
			2）骶髂关节损伤按摩常用手法与穴位		
			3）骶髂关节损伤按摩注意事项		
			4）骶髂关节损伤按摩操作 **受术者俯卧位：** ①双手按揉腰骶部 ②前臂擦八髎区及臀部两侧 ③拇指拨揉小肠俞、关元俞、秩边等穴 ④双手空拳叩击腰骶部 ⑤手掌擦八髎区 **受术者仰卧位：** ①屈膝法拉伸股四头肌 ②双手挤压骨盆 ③屈髋屈膝法拉伸臀大肌		

续表

模块	课程	学习单元	课程内容	培训建议	培训学时
3．反射疗法	3–1 常见病的耳部反射区疗法	(1) 扁桃体炎的耳部反射区疗法	1) 扁桃体炎的耳部反射区选择 2) 扁桃体炎的耳部反射区消毒 3) 扁桃体炎的耳部反射区压豆 4) 扁桃体炎的耳部反射区按摩	(1) 方法：讲授法、演示法、实训（练习）法 (2) 重点与难点：扁桃体炎的耳部反射区选择与按摩方法	1
		(2) 结膜炎的耳部反射区疗法	1) 结膜炎的耳部反射区选择 2) 结膜炎的耳部反射区消毒 3) 结膜炎的耳部反射区压豆 4) 结膜炎的耳部反射区按摩	(1) 方法：讲授法、演示法、实训（练习）法 (2) 重点与难点：结膜炎的耳部反射区选择与按摩方法	1
		(3) 肥胖的耳部反射区疗法	1) 肥胖的耳部反射区选择 2) 肥胖的耳部反射区消毒 3) 肥胖的耳部反射区压豆 4) 肥胖的耳部反射区按摩	(1) 方法：讲授法、演示法、实训（练习）法 (2) 重点与难点：肥胖的耳部反射区选择与按摩方法	1
		(4) 便秘的耳部反射区疗法	1) 便秘的耳部反射区选择 2) 便秘的耳部反射区消毒 3) 便秘的耳部反射区压豆 4) 便秘的耳部反射区按摩	(1) 方法：讲授法、演示法、实训（练习）法 (2) 重点与难点：便秘的耳部反射区选择与按摩方法	1
		(5) 假性近视的耳部反射区疗法	1) 假性近视的耳部反射区选择 2) 假性近视的耳部反射区消毒	(1) 方法：讲授法、演示法、实训（练习）法	1

续表

模块	课程	学习单元	课程内容	培训建议	培训学时
3．反射疗法	3-1 常见病的耳部反射区疗法	（5）假性近视的耳部反射区疗法	3）假性近视的耳部反射区压豆	（2）重点与难点：假性近视的耳部反射区选择与按摩方法	
			4）假性近视的耳部反射区按摩		
		（6）失眠的耳部反射区疗法	1）失眠的耳部反射区选择	（1）方法：讲授法、演示法、实训（练习）法 （2）重点与难点：失眠的耳部反射区选择与按摩方法	1
			2）失眠的耳部反射区消毒		
			3）失眠的耳部反射区压豆		
			4）失眠的耳部反射区按摩		
		（7）消化不良的耳部反射区疗法	1）消化不良的耳部反射区选择	（1）方法：讲授法、演示法、实训（练习）法 （2）重点与难点：消化不良的耳部反射区选择与按摩方法	1
			2）消化不良的耳部反射区消毒		
			3）消化不良的耳部反射区压豆		
			4）消化不良的耳部反射区按摩		
		（8）痛经的耳部反射区疗法	1）痛经的耳部反射区选择	（1）方法：讲授法、演示法、实训（练习）法 （2）重点与难点：痛经的耳部反射区选择与按摩方法	1
			2）痛经的耳部反射区消毒		
			3）痛经的耳部反射区压豆		
			4）痛经的耳部反射区按摩		
		（9）颈椎病的耳部反射区疗法	1）颈椎病的耳部反射区选择	（1）方法：讲授法、演示法、实训（练习）法 （2）重点与难点：颈椎病的耳部反射区选择与按摩操作	1
			2）颈椎病的耳部反射区消毒		
			3）颈椎病的耳部反射区压豆		
			4）颈椎病的耳部反射区按摩		

续表

模块	课程	学习单元	课程内容	培训建议	培训学时
3．反射疗法	3-1 常见病的耳部反射区疗法	(10) 腰痛的耳部反射区疗法	1）腰痛的耳部反射区选择 2）腰痛的耳部反射区消毒 3）腰痛的耳部反射区压豆 4）腰痛的耳部反射区按摩	(1) 方法：讲授法、演示法、实训（练习）法 (2) 重点与难点：腰痛的耳部反射区选择与按摩方法	1
	3-2 常见病手部反射疗法	(1) 五脏不适症的手部反射区按摩	1）五脏反射区按摩适应证 ①心反射区按摩适应证 ②肝反射区按摩适应证 ③脾反射区按摩适应证 ④肺反射区按摩适应证 ⑤肾反射区按摩适应证 ⑥心包反射区按摩适应证 2）五脏不适症手部反射区按摩操作 ①四指指腹推掌心 ②双手拇指推掌心、大小鱼际及肝反射区 ③双手拇指八字推掌心及大小鱼际 ④拇指点压心、肝、脾、肺、肾及心包反射区 ⑤拇指刮心、肝、脾、肺、肾及心包反射区 ⑥拇指按揉心、小肠、肝、肾、脾、胃、肺、大肠、心包、肾及膀胱反射区 ⑦食指关节点压心、肝、脾、肺、肾及心包反射区 ⑧拇指按揉肺脏反射区 ⑨全掌擦掌心 ⑩空拳叩心、肝、脾、肺、肾反射区及掌心 ⑪双手拇指及大鱼际分推手背	(1) 方法：讲授法、演示法、实训（练习）法 (2) 重点：五脏反射区按摩适应证 (3) 难点：五脏不适症手部反射区按摩操作	2

续表

模块	课程	学习单元	课程内容	培训建议	培训学时
3．反射疗法	3-2 常见病手部反射疗法	(2) 六腑不适症的手部反射区按摩	1）六腑反射区按摩适应证 ①胆反射区按摩适应证 ②胃反射区按摩适应证 ③小肠反射区按摩适应证 ④大肠反射区按摩适应证 ⑤膀胱反射区按摩适应证 ⑥三焦反射区按摩适应证 2）六腑不适症手部反射区按摩操作 ①四指指腹推掌心 ②双手拇指推掌心及大小鱼际 ③双手拇指八字推掌心及大小鱼际 ④拇指点压胆、胃、小肠、大肠、膀胱、三焦反射区 ⑤拇指刮胆、胃、肺、大肠、小肠、膀胱、三焦反射区 ⑥拇指按揉胆、肝、胃、脾、肾、小肠、大肠、膀胱、三焦及心包反射区 ⑦食指关节点压胆、胃、小肠、大肠、膀胱、三焦及心包反射区 ⑧全掌擦掌心 ⑨空拳叩胆、胃、小肠、大肠、膀胱、心反射区及掌心 ⑩双手拇指及大鱼际分推手背	(1) 方法：讲授法、演示法、实训（练习）法 (2) 重点：六腑反射区按摩适应证 (3) 难点：六腑不适症手部反射区按摩操作	2
4．制定保健按摩方案	4-1 体质辨识	(1) 九种体质的基本类型及特征	1）体质概念 2）平和质体质特征 ①平和质总体特征 ②平和质形体特征 ③平和质心理特征 3）气虚质体质特征	(1) 方法：讲授法	4

续表

<table>
<tr><th>模块</th><th>课程</th><th>学习单元</th><th>课程内容</th><th>培训建议</th><th>培训学时</th></tr>
<tr><td rowspan="23">4．制定保健按摩方案</td><td rowspan="11">4-1　体质辨识</td><td rowspan="7">（1）九种体质的基本类型及特征</td><td>4）阳虚质体质特征</td><td rowspan="7">（2）重点：阳虚质体质特征
（3）难点：特禀质体质特征</td><td rowspan="7"></td></tr>
<tr><td>5）阴虚质体质特征</td></tr>
<tr><td>6）痰湿质体质特征</td></tr>
<tr><td>7）湿热质体质特征</td></tr>
<tr><td>8）血瘀质体质特征</td></tr>
<tr><td>9）气郁质体质特征</td></tr>
<tr><td>10）特禀质体质特征</td></tr>
<tr><td rowspan="4">（2）宾客体质的确认</td><td>1）运用望诊确定体质类型</td><td rowspan="4">（1）方法：讲授法
（2）重点与难点：望、闻、问、切在体质确认中的运用</td><td rowspan="4">1</td></tr>
<tr><td>2）运用闻诊确定体质类型</td></tr>
<tr><td>3）运用问诊确定体质类型</td></tr>
<tr><td>4）运用触诊确定体质类型</td></tr>
<tr><td rowspan="11">4-2　体质保健</td><td rowspan="9">（1）制定不同体质的保健按摩方案</td><td>1）制定平和质按摩方案</td><td rowspan="9">（1）方法：讲授法
（2）重点：各类体质保健按摩方案制定
（3）难点：特禀质按摩方案制定</td><td rowspan="9">5</td></tr>
<tr><td>2）制定气虚质按摩方案</td></tr>
<tr><td>3）制定阳虚质按摩方案</td></tr>
<tr><td>4）制定阴虚质按摩方案</td></tr>
<tr><td>5）制定痰湿质按摩方案</td></tr>
<tr><td>6）制定湿热质按摩方案</td></tr>
<tr><td>7）制定血瘀质按摩方案</td></tr>
<tr><td>8）制定气郁质按摩方案</td></tr>
<tr><td>9）制定特禀质按摩方案</td></tr>
<tr><td rowspan="2">（2）制定不同体质的辅助调理方案</td><td>1）制定平和质辅助调理方案
①艾灸
②刮痧
③拔罐
④砭术
⑤食疗
⑥运动</td><td rowspan="2">（1）方法：讲授法
（2）重点：制定阳虚质辅助调理方案</td><td rowspan="2">8</td></tr>
<tr><td>2）制定气虚质辅助调理方案</td></tr>
</table>

续表

模块	课程	学习单元	课程内容	培训建议	培训学时
4．制定保健按摩方案	4–2　体质保健	（2）制定不同体质的辅助调理方案	3）制定阳虚质辅助调理方案	（3）难点：制定特禀质辅助调理方案	
			4）制定阴虚质辅助调理方案		
			5）制定痰湿质辅助调理方案		
			6）制定湿热质辅助调理方案		
			7）制定血瘀质辅助调理方案		
			8）制定气郁质辅助调理方案		
			9）制定特禀质辅助调理方案		
5．培训与指导	5–1　专业培训	（1）制订培训计划和编写培训教案	1）培训计划与教案的概念	（1）方法：讲授法、项目教学法 （2）重点与难点：培训过程及培训效果的评估、反馈	4
			2）培训计划与教案的特点		
			3）培训计划与教案的编写方法 ①培训需求分析 ②明确培训目的和目标 ③确定培训方案 ④制订培训计划、培训大纲及教案草案		
			4）制订培训计划与教案的流程 ①信息采集 ②培训计划与教案编制 ③反馈修订		
			5）培训计划与教案的内容 ①分析需求 ②培训目的 ③培训对象 ④培训内容 ⑤培训师资 ⑥培训方式 ⑦培训时间与地点 ⑧培训费用 ⑨考核结业		

续表

模块	课程	学习单元	课程内容	培训建议	培训学时
5．培训与指导	5-1　专业培训	（2）对三级/高级按摩师及以下人员进行业务培训	1）培训的相关知识 ①培训语言的重要性 ②培训语言的特点、分类和组织技巧 ③培训方法和手段 2）保健按摩服务群体培训与个别培训教学法 ①保健按摩服务群体培训教学法 ②保健按摩服务个别培训教学法 3）按摩服务培训课堂教学过程组织设计 ①编制培训方案 ②课前准备 ③授课 ④评估、反馈、答疑 ⑤改进设计	（1）方法：讲授法、项目教学法 （2）重点与难点：培训过程及培训效果的评估、反馈	8
		（3）撰写论文	1）论文概述 2）保健按摩师论文特点 3）保健按摩师论文内容 ①文题 ②作者姓名 ③摘要 ④关键词 ⑤概述 ⑥方法 ⑦结果 ⑧讨论 ⑨参考文献 ⑩附录 4）保健按摩师论文撰写步骤 ①资料准备 ②构思 ③拟定提纲 ④拟写草稿 ⑤修改 5）保健按摩师论文撰写方法	（1）方法：项目教学法 （2）重点与难点：保健按摩师论文内容	4

续表

模块	课程	学习单元	课程内容	培训建议	培训学时
5．培训与指导	5–2　技能指导	（1）制订技能指导方案	1）技能培训教案编写概述	（1）方法：讲授法、案例教学法、讨论法、角色扮演法 （2）重点与难点：培训教案编写设计要点	4
			2）技能培训教案编写设计要点		
			3）技能培训教案编写实践		
			4）注意事项		
		（2）对三级／高级按摩师及以下人员进行技能指导	1）技能指导的概念和方法 ①技能指导的概念 ②技能指导的方法	（1）方法：讲授法、案例教学法 （2）重点与难点：技能指导的过程及效果评定	10
			2）技能指导的组织程序 ①技能指导前准备（场地、按摩用具等） ②指导教师讲解示范与指导练习结合 ③技能考核评价		
			3）技能指导的效果评定 ①技能水平评定 ②知识水平评定 ③态度、礼仪评定 ④综合评定		
课堂学时合计					109

2.2.6　一级／高级技师职业技能培训课程规范

模块	课程	学习单元	课程内容	培训建议	培训学时
1．保健按摩	1–1　疑难杂症按摩	（1）高血压按摩	1）高血压定义	（1）方法：讲授法、演示法、实训（练习）法 （2）重点：揉腹法治疗高血压	6
			2）高血压的主要原因 ①营养过剩 ②血管老化 ③长期情绪紧张 ④其他因素		
			3）高血压的主要症状		

续表

模块	课程	学习单元	课程内容	培训建议	培训学时
1．保健按摩	1-1　疑难杂症按摩	（1）高血压按摩	4）用揉腹法按摩治疗高血压	（3）难点：高血压的主要症状	
			5）高血压按摩的注意事项		
		（2）胸痛按摩	1）胸痛定义	（1）方法：讲授法、演示法、实训（练习）法 （2）重点：胸痛的症状表现和按摩治疗 （3）难点：胸痛的主要症状	6
			2）胸痛主要原因 ①饮食不节 ②过食肥甘 ③其他因素		
			3）胸痛的主要症状		
			4）胸痛的按摩治疗方法 ①点穴 ②揉腹		
			5）胸痛按摩的注意事项		
		（3）糖尿病按摩	1）糖尿病定义	（1）方法：讲授法、演示法、实训（练习）法 （2）重点：糖尿病的原因和按摩治疗 （3）难点：糖尿病的主要症状	4
			2）糖尿病的主要原因 ①饮食不节 ②运动太少 ③其他因素		
			3）糖尿病的主要症状		
			4）糖尿病的按摩治疗方法 ①揉腹 ②点穴		
			5）糖尿病按摩的注意事项		
		（4）更年期综合征按摩	1）更年期综合征定义	（1）方法：讲授法、演示法、实训（练习）法 （2）重点：更年期综合征的原因和按摩治疗	4
			2）更年期综合征的主要原因 ①情绪 ②卵巢功能衰退 ③体质、心理和疾病因素		
			3）更年期综合征的主要症状 ①生殖系统症状 ②心血管症状 ③精神神经症状 ④其他症状		

续表

模块	课程	学习单元	课程内容	培训建议	培训学时
1．保健按摩	1-1　疑难杂症按摩	（4）更年期综合征按摩	4）更年期综合征的按摩治疗方法 ①揉腹 ②分推胸部至两胁 ③点穴 ④搓八髎穴	（3）难点：更年期综合征的主要症状	
			5）更年期综合征按摩的注意事项		
		（5）中风后遗症按摩	1）中风后遗症定义	（1）方法：讲授法、演示法、实训（练习）法 （2）重点：中风后遗症的原因和按摩治疗 （3）难点：中风后遗症的主要症状	8
			2）中风后遗症的主要原因 ①情绪 ②饮食不节 ③过度劳累 ④气候变化等因素		
			3）中风后遗症的主要症状 ①神昏、言语謇涩 ②半身不遂 ③偏身麻木 ④口舌歪斜		
			4）中风后遗症的按摩治疗方法 ①揉腹 ②点揉头部腧穴 ③活动上肢关节 ④活动下肢关节		
			5）中风后遗症按摩的注意事项		
	1-2　关节按摩	（1）关节按摩手法调理上肢关节常见症状	1）肩关节按摩 ①肩关节拔伸法 ②肩关节屈伸法 ③肩关节摇法	（1）方法：讲授法、演示法、实训（练习）法	4
			2）肘关节按摩 ①肘关节拔伸法 ②肘关节屈伸法		

续表

模块	课程	学习单元	课程内容	培训建议	培训学时
1．保健按摩	1-2 关节按摩	（1）关节按摩手法调理上肢关节常见症状	3）腕关节按摩 ①腕关节拔伸法 ②腕关节屈伸法	（2）重点与难点：肩关节拔伸法、腕关节拔伸法的操作技巧	
			4）指关节按摩 ①指关节拔伸法 ②指关节屈伸法		
		（2）关节按摩手法调理下肢关节常见症状	1）髋关节按摩 ①髋关节拔伸法 ②髋关节屈伸法 ③髋关节摇法	（1）方法：讲授法、演示法、实训（练习）法 （2）重点与难点：髋关节拔伸法、踝关节拔伸法操作技巧	4
			2）膝关节按摩 ①膝关节拔伸法 ②膝关节屈伸法 ③膝关节摇法		
			3）踝关节按摩 ①踝关节拔伸法 ②踝关节屈伸法		
			4）趾关节按摩 ①趾关节拔伸法 ②趾关节屈伸法		
		（3）关节按摩手法调理背腰部常见症状	1）胸椎、腰椎拔伸法	（1）方法：讲授法、演示法、实训（练习）法 （2）重点与难点：腰椎拔伸法、腰部抖法操作技巧	4
			2）胸椎、腰椎侧位拉伸法		
			3）腰部摇法		
			4）腰部抖法		
	1-3 辅助疗法	（1）刮痧	1）刮痧相关知识	（1）方法：讲授法、演示法、实训（练习）法 （2）重点与难点：刮痧操作	4
			2）刮痧操作		
		（2）拔罐	1）拔罐相关知识	（1）方法：讲授法、演示法、实训（练习）法 （2）重点与难点：拔罐操作	4
			2）拔罐操作		

续表

模块	课程	学习单元	课程内容	培训建议	培训学时
2．健康管理	2-1 建档	（1）采集受术者健康信息	1）收集受术者的健康管理的基本信息 ①健康信息的来源 ②个人基本信息表	（1）方法：讲授法、实训（练习）法 （2）重点与难点：个人基本信息表和疾病登记表的制作	2
			2）收集受术者的健康管理专业信息 ①健康信息的基本内容 ②各疾病登记表		
		（2）对受术者进行健康评估	1）对受术者脏腑状况进行评估 ①对高血压受术者进行评估 ②对胸痛受术者进行评估 ③对糖尿病受术者进行评估 ④对更年期综合征受术者进行评估 ⑤对中风后遗症受术者进行评估	（1）方法：讲授法、实训（练习）法 （2）重点与难点：对高血压受术者进行评估、对受术者背腰部小关节进行评估	2
			2）对受术者关节状况进行评估 ①对受术者上肢关节进行评估 ②对受术者下肢关节进行评估 ③对受术者背腰部小关节进行评估		
		（3）建立健康档案	1）健康档案的概念	（1）方法：讲授法、实训（练习）法 （2）重点与难点：给受术者建立健康档案	2
			2）健康档案的内容		
			3）给受术者建立健康档案		
			4）给受术者健康档案归类		
	2-2 随访	（1）分析受术者健康状况	1）健康状况 ①常见体质与治疗的关系 ②个体差异与治疗的关系	（1）方法：讲授法、案例教学法	2

续表

模块	课程	学习单元	课程内容	培训建议	培训学时
2．健康管理	2-2　随访	（1）分析受术者健康状况	2）危险因素 ①体质对某种致病因素和某些疾病的易感性 ②正气、邪气与疾病之间的关系	（2）重点：常见体质与治疗、个体差异与治疗的关系 （3）难点：个体差异与治疗的关系	
		（2）对受术者进行随访	1）随访的方法与技巧	（1）方法：讲授法、案例教学法 （2）重点与难点：每周及每月随访内容	2
			2）随访的注意事项		
			3）每周随访 ①每周随访内容 ②每周随访表		
			4）每月随访 ①每月随访内容 ②每月随访表		
	2-3　分析	（1）受术者当前健康状况分析	1）疑难杂症受术者健康状况分析 ①对高血压受术者进行健康状况分析 ②对胸痛受术者进行健康状况分析 ③对糖尿病受术者进行健康状况分析 ④对更年期综合征受术者进行健康状况分析 ⑤对中风后遗症受术者进行健康状况分析	（1）方法：讲授法、案例教学法 （2）重点与难点：对高血压受术者进行健康状况分析、对受术者背腰部小关节进行健康状况分析	3
			2）关节痛受术者健康状况分析 ①对受术者上肢关节进行健康状况分析 ②对受术者下肢关节进行健康状况分析 ③对受术者背腰部小关节进行健康状况分析		
		（2）受术者健康状况愈后发展分析	1）疑难病受术者进行愈后发展分析 ①对高血压受术者进行愈后发展分析 ②对胸痛受术者进行愈后发展分析	（1）方法：讲授法、案例练习法	3

续表

模块	课程	学习单元	课程内容	培训建议	培训学时
2．健康管理	2–3　分析	（2）受术者健康状况愈后发展分析	③对糖尿病受术者进行愈后发展分析 ④对更年期综合征受术者进行愈后发展分析 ⑤对中风后遗症受术者进行愈后发展分析	（2）重点与难点：对高血压受术者进行愈后发展分析、对受术者背腰部小关节进行愈后发展分析	
			2）关节痛受术者进行愈后发展分析 ①对受术者上肢关节进行愈后发展分析 ②对受术者下肢关节进行愈后发展分析 ③对受术者背腰部小关节进行愈后发展分析		
	2–4　指导	（1）指导受术者保健养生	1）健康指导计划设计原则	（1）方法：讲授法、案例教学法 （2）重点与难点：营养指导和情志指导	3
			2）实施健康指导 ①营养指导 ②情志指导 ③身体活动指导		
		（2）指导受术者选择保健养生方法	1）膳食养生指导	（1）方法：讲授法、案例教学法 （2）重点与难点：饮食养生调护指导和身体活动指导	3
			2）饮食养生调护指导		
			3）身体活动指导		
			4）自我按摩指导		
			5）戒烟戒酒指导		
3．按摩机构管理	3–1　按摩机构建立及企业形象	（1）建立保健按摩机构	1）按摩机构（企业）的必备条件	（1）方法：讲授法、案例教学法 （2）重点与难点：企业选址	2
			2）企业选址		
		（2）建立和调整企业形象	1）店面装潢	（1）方法：讲授法、案例教学法 （2）重点与难点：店内装潢	2
			2）店内装潢		
			3）建立企业形象		
	3–2　企业管理方法	（1）营销管理	1）推销与自我推销 ①推销的职能 ②推销的特点 ③自我推销	（1）方法：讲授法、案例教学法	4

续表

模块	课程	学习单元	课程内容	培训建议	培训学时
3．按摩机构管理	3–2 企业管理方法	（1）营销管理	2）现场推销 ①现场推销定义 ②现场推销的方法	（2）重点与难点：自我推销和网络营销	
			3）网络营销 ①微信营销 ②微博营销 ③短视频营销 ④电子邮件营销 ⑤搜索引擎营销		
			4）活动营销 ①开业活动 ②充值活动		
			5）全员营销		
		（2）人力资源管理	1）人力资源管理 ①人力资源管理概念 ②人力资源管理的意义	（1）方法：讲授法、案例教学法 （2）重点与难点：加强员工培训，提高员工素质	2
			2）人力资源管理的任务 ①合理配备各级管理人员 ②改革招聘制度，择优录用 ③做好劳动考核，提供人事管理依据		
			3）加强员工培训，提高员工素质 ①员工培训的形式 ②员工培训的方法 ③员工培训要求		
课堂学时合计					80

2.2.7　培训建议中培训方法说明

1．讲授法

讲授法指教师主要运用语言方式，系统地向学员传授知识，传播思想观念。即教师通过叙述、描绘、解释、推论来传递信息、传授知识、阐明概念、论证定律和公式，引导学员获取知识，认识和分析问题。

2．讨论法

讨论法指在教师的指导下，学员以班级或小组为单位，围绕学习单元的内容，对某一专题进行深入探讨，通过讨论或辩论活动，从而获得知识或巩固知识的一种教学方法，要求教师在讨论结束时对讨论的主题做归纳性总结。

3．实训（练习）法

实训（练习）法指学员在教师的指导下巩固知识、运用知识、形成技能技巧的方法。学员通过实际操作的练习，形成操作技能。

4．演示法

演示法指在教学过程中，教师通过示范操作和讲解使学员获得知识、技能的教学方法。教学中，教师对操作内容进行现场演示，边操作边讲解，强调操作的关键步骤和注意事项，学员边学边做，理论与技能并重，师生互动，提高学生的学习兴趣和学习效率。

5．案例教学法

案例教学法指通过对案例进行分析，提出问题，分析问题，并找到解决问题的途径和手段，培养学员分析问题、处理问题的能力。

6．项目教学法

项目教学法指以实际应用为目的，将理论知识与实际工作相结合，通过师生共同完成一个完整的项目工作，使学员获得知识和实践操作能力与解决实际问题能力的教学方法。其实施以小组为学习单位，步骤一般分为确定项目任务、计划、决策、实施、检查和评价 6 个步骤。强调学员在学习过程中的主体地位，以学员为中心，以学员学习为主、教师指导为辅，通过完成教学项目，激发学员的学习积极性，使学员既获得相关理论知识，又掌握实践技能和工作方法，提高学员解决实际问题的综合能力。

2.3 考核规范

2.3.1 职业基本素质培训考核规范

考核范围	考核比重（%）	考核内容	考核比重（%）	考核单元
1．职业道德	5	1-1 道德与职业道德基本知识	3	道德与职业道德基本知识
		1-2 职业守则	2	职业守则

续表

<table>
<tr><th>考核范围</th><th>考核比重（%）</th><th>考核内容</th><th>考核比重（%）</th><th>考核单元</th></tr>
<tr><td rowspan="7">2．正常人体学基础知识</td><td rowspan="7">15</td><td rowspan="2">2–1　人体概述</td><td rowspan="2">2</td><td>（1）人体的分布与术语</td></tr>
<tr><td>（2）人体的细胞与组织</td></tr>
<tr><td>2–2　生命活动的基本特征</td><td>1</td><td>生命活动</td></tr>
<tr><td rowspan="4">2–3　人体主要系统基本知识</td><td rowspan="4">12</td><td>（1）运动系统</td></tr>
<tr><td>（2）消化系统</td></tr>
<tr><td>（3）神经、内分泌系统</td></tr>
<tr><td>（4）呼吸、循环、生殖、泌尿系统</td></tr>
<tr><td rowspan="6">3．中医学基础知识</td><td rowspan="6">10</td><td>3–1　阴阳与五行学说</td><td>1</td><td>阴阳学说</td></tr>
<tr><td>3–2　阴阳与五行学说</td><td>1</td><td>五行学说</td></tr>
<tr><td rowspan="2">3–3　藏象学说</td><td rowspan="2">6</td><td>（1）五脏基本知识</td></tr>
<tr><td>（2）六腑基本知识</td></tr>
<tr><td rowspan="2">3–4　气血津液学说</td><td rowspan="2">2</td><td>（1）气、血基本知识</td></tr>
<tr><td>（2）津、液基本知识</td></tr>
<tr><td rowspan="5">4．经络腧穴基础知识</td><td rowspan="5">10</td><td rowspan="2">4–1　经络基础知识</td><td rowspan="2">4</td><td>（1）经络概述</td></tr>
<tr><td>（2）经脉循行</td></tr>
<tr><td rowspan="2">4–2　腧穴基础知识</td><td rowspan="2">4</td><td>（1）腧穴概述</td></tr>
<tr><td>（2）常用腧穴</td></tr>
<tr><td>4–3　小儿常用穴位</td><td>2</td><td>小儿常用穴位</td></tr>
<tr><td rowspan="9">5．按摩学基础知识</td><td rowspan="9">15</td><td rowspan="2">5–1　按摩发展史</td><td rowspan="2">2</td><td>（1）按摩的形成</td></tr>
<tr><td>（2）按摩发展简史</td></tr>
<tr><td>5–2　按摩的作用原理</td><td>1</td><td>按摩的作用原理</td></tr>
<tr><td>5–3　按摩介质</td><td>1</td><td>常用按摩介质及其作用</td></tr>
<tr><td>5–4　保健按摩手法要求</td><td>1</td><td>保健按摩手法要求</td></tr>
<tr><td rowspan="3">5–5　按摩基本手法</td><td rowspan="3">8</td><td>（1）摩擦类手法</td></tr>
<tr><td>（2）摆动类手法</td></tr>
<tr><td>（3）挤压类手法</td></tr>
</table>

续表

考核范围	考核比重（%）	考核内容	考核比重（%）	考核单元
5. 按摩学基础知识		5-5 按摩基本手法		(4) 振动类手法
				(5) 叩击类手法
				(6) 运动关节类手法
		5-6 小儿保健常用手法	1	小儿保健手法的特点与手法操作
		5-7 按摩适应证、禁忌证及注意事项	1	按摩适应证、禁忌证及注意事项
6. 脊柱按摩相关知识	10	6-1 脊柱的结构与形态	2	脊柱的结构与形态
		6-2 脊柱的生理及生物力学	2	(1) 脊柱的生物力学
				(2) 脊柱的生理功能
		6-3 脊柱的运动功能	1	脊柱的运动功能
		6-4 脊柱的神经分布	1	脊柱的神经分布
		6-5 脊柱亚健康相关知识	4	(1) 脊柱亚健康主要原因
				(2) 脊柱亚健康主要表现
7. 反射区按摩相关知识	10	7-1 耳部反射区按摩相关知识	3	(1) 耳郭表面解剖及耳郭的组织结构
				(2) 耳穴的定位及运用
		7-2 手部反射区按摩相关知识	3	(1) 手部特点
				(2) 手部反射区
		7-3 足部反射区按摩相关知识	4	(1) 足部反射区按摩基本手法
				(2) 足部及小腿部反射区定位及功效
8. 按摩精油相关知识	5	8-1 植物精油概述	1	(1) 植物精油的形成与萃取方法
				(2) 植物精油的保存与鉴别
		8-2 植物精油的成分及特性	2	植物精油的成分及特性
		8-3 精油的作用及应用方法	2	(1) 植物精油的作用
				(2) 植物精油的调配及应用

续表

考核范围	考核比重（%）	考核内容	考核比重（%）	考核单元
9．保健调理相关知识	10	9-1　刮痧相关知识	2	（1）刮痧基础知识
				（2）刮痧常用手法及操作
		9-2　拔罐相关知识	2	（1）拔罐基础知识
				（2）拔罐常用手法及操作
		9-3　艾灸相关知识	2	（1）艾灸基础知识
				（2）艾灸常用手法及操作
		9-4　砭术相关知识	2	（1）砭术基础知识
				（2）砭术常用手法及操作
		9-5　其他	2	（1）敷贴
				（2）运动拉伸
				（3）药浴熏蒸
10．心理学相关知识	5	10-1　健康与心理健康概述	1	（1）健康
				（2）心理健康
		10-2　心理服务的对象、任务与原则	1	心理服务
		10-3　宾客的消费心理	1	（1）宾客的消费心理
				（2）判断宾客消费意向
		10-4　主宾关系的基本要素	1	建立良好主宾关系的基本要素
		10-5　主宾关系的技巧	1	加强主宾关系的技巧
11．相关法律、法规知识	5	11-1　相关法律、法规知识	5	（1）《中华人民共和国劳动法》相关知识
				（2）《中华人民共和国消费者权益保护法》相关知识
				（3）《中华人民共和国劳动合同法》相关知识
				（4）《公共场所卫生管理条例》相关知识

2.3.2　五级／初级职业技能培训理论知识考核规范

（全身按摩考核范围 1、2、6；足部按摩考核范围 1、3、6；脊柱按摩考核范围 1、4、6；反射疗法考核范围 1、5、6）

考核范围	考核比重（%）	考核内容	考核比重（%）	考核单元
1．按摩前工作	10	1–1　接待	3	接待宾客
		1–2　咨询	4	询问、介绍按摩服务项目
		1–3　操作间准备	3	准备操作间
2．全身按摩	80	2–1　颈肩部按摩	10	颈肩部按摩
		2–2　背腰部按摩	10	背腰部按摩
		2–3　下肢后侧部按摩	10	下肢后侧部按摩
		2–4　头面部按摩	10	头面部按摩
		2–5　胸腹部按摩	10	胸腹部按摩
		2–6　上肢部按摩	10	上肢部按摩
		2–7　下肢前侧、内侧、外侧部按摩	10	下肢前侧、内侧、外侧部按摩
		2–8　背腰部精油按摩	10	背腰部精油按摩
3．足部按摩	80	3–1　浴足	30	浴足
		3–2　足底部按摩	30	足底部按摩
		3–3　放松整理	20	放松整理
4．脊柱按摩	80	4–1　背腰部保健按摩	40	背腰部按摩
		4–2　腹部保健按摩	40	腹部按摩
5．反射疗法	80	5–1　耳部反射区位置	40	耳部反射区位置
		5–2　手部反射区位置	40	手部反射区位置
6．按摩后工作	10	6–1　按摩后服务	5	按摩后的服务工作
		6–2　操作间整理	5	按摩后的整理工作

2.3.3 五级 / 初级职业技能培训操作技能考核规范

（保健按摩考核范围 1、2、6；足部按摩考核范围 1、3、6；脊柱按摩考核范围 1、4、6；反射疗法考核范围 1、5、6）

考核范围	考核比重（%）	考核内容	考核比重（%）	考核形式	选考方式	考核时间（分钟）	重要程度
1. 按摩前工作	10	1-1 接待	3	实操	必考	15	Y
		1-2 咨询	4				
		1-3 操作间准备	3				
2. 全身按摩	80	2-1 颈肩部按摩	10	实操	必考	15	X
		2-2 背腰部按摩	10				
		2-3 下肢后侧部按摩	10				
		2-4 头面部按摩	10				
		2-5 胸腹部按摩	10				
		2-6 上肢部按摩	10				
		2-7 下肢前侧、内侧、外侧部按摩	10				
		2-8 背腰部精油按摩	10				
3. 足部按摩	80	3-1 浴足	30	实操	必考	15	X
		3-2 足底部按摩	30				
		3-3 放松整理	20				
4. 脊柱按摩	80	4-1 背腰部保健按摩	40	实操	必考	15	X
		4-2 腹部保健按摩	40				
5. 反射疗法	80	5-1 耳部反射区位置	40	实操	必考	15	X
		5-2 手部反射区位置	40				
6. 按摩后工作	10	6-1 按摩后服务	5	实操	必考	15	Y
		6-2 操作间整理	5				

2.3.4 四级／中级职业技能培训理论知识考核规范

（全身按摩考核范围1、2、6；足部按摩考核范围1、3、6；脊柱按摩考核范围1、4、6；反射疗法考核范围1、5、6）

考核范围	考核比重（%）	考核内容	考核比重（%）	考核单元
1．按摩前工作	10	1–1　接待	3	接待服务
		1–2　咨询	4	服务项目推荐
		1–3　操作间准备	3	环境与器具准备
2．全身按摩	80	2–1　食欲不振按摩	9	食欲不振按摩
		2–2　胸闷按摩	9	胸闷按摩
		2–3　头部不适按摩	9	头部不适按摩
		2–4　颈肩部酸沉按摩	9	颈肩部酸沉按摩
		2–5　四肢酸沉按摩	9	四肢酸沉按摩
		2–6　焦虑紧张按摩	9	焦虑紧张按摩
		2–7　睡眠不佳按摩	9	睡眠不佳按摩
		2–8　记忆力减退按摩	9	记忆力减退按摩
		2–9　经络精油按摩	8	经络精油按摩按摩
3．足部按摩	80	3–1　按摩介质的选择	30	按摩介质的类别与使用
		3–2　足底、足内、足外、足背部按摩	50	足底、足内、足外、足背部按摩
4．脊柱按摩	80	4–1　俯、仰卧位脊柱按摩	40	俯、仰卧位脊柱按摩
		4–2　坐位脊柱按摩	40	坐位脊柱按摩
5．反射疗法	80	5–1　耳、手部反射区检查	40	（1）耳部反射区检查
				（2）手部反射区检查
		5–2　足底、足内、足外、足背部反射区按摩	40	足底、足内、足外、足背部反射区按摩
6．按摩后工作	10	6–1　按摩后服务	5	按摩后服务
		6–2　操作间整理	5	环境与用品用具整理

2.3.5 四级 / 中级职业技能培训操作技能考核规范

（全身按摩考核范围 1、2、6；足部按摩考核范围 1、3、6；脊柱按摩考核范围 1、4、6；反射疗法考核范围 1、5、6）

<table>
<tr><th>考核范围</th><th>考核比重（%）</th><th>考核内容</th><th>考核比重（%）</th><th>考核形式</th><th>选考方式</th><th>考核时间（分钟）</th><th>重要程度</th></tr>
<tr><td rowspan="3">1. 按摩前工作</td><td rowspan="3">10</td><td>1–1　接待</td><td>3</td><td rowspan="3">实操</td><td rowspan="3">必考</td><td rowspan="3">15</td><td rowspan="3">Y</td></tr>
<tr><td>1–2　咨询</td><td>4</td></tr>
<tr><td>1–3　操作间准备</td><td>3</td></tr>
<tr><td rowspan="9">2. 保健按摩</td><td rowspan="9">80</td><td>2–1　食欲不振按摩</td><td>9</td><td rowspan="9">实操</td><td rowspan="9">必考</td><td rowspan="9">15</td><td rowspan="9">X</td></tr>
<tr><td>2–2　胸闷按摩</td><td>9</td></tr>
<tr><td>2–3　头部不适按摩</td><td>9</td></tr>
<tr><td>2–4　颈肩部酸沉按摩</td><td>9</td></tr>
<tr><td>2–5　四肢酸沉按摩</td><td>9</td></tr>
<tr><td>2–6　焦虑紧张按摩</td><td>9</td></tr>
<tr><td>2–7　睡眠不佳按摩</td><td>9</td></tr>
<tr><td>2–8　记忆力减退按摩</td><td>9</td></tr>
<tr><td>2–9　经络精油按摩</td><td>8</td></tr>
<tr><td rowspan="2">3. 足部按摩</td><td rowspan="2">80</td><td>3–1　按摩介质的选择</td><td>30</td><td rowspan="2">实操</td><td rowspan="2">必考</td><td rowspan="2">15</td><td rowspan="2">X</td></tr>
<tr><td>3–2　足底、足内、足外、足背部按摩</td><td>50</td></tr>
<tr><td rowspan="2">4. 脊柱按摩</td><td rowspan="2">80</td><td>4–1　俯、仰卧位脊柱按摩</td><td>40</td><td rowspan="2">实操</td><td rowspan="2">必考</td><td rowspan="2">15</td><td rowspan="2">X</td></tr>
<tr><td>4–2　坐位脊柱按摩</td><td>40</td></tr>
<tr><td rowspan="2">5. 反射疗法</td><td rowspan="2">80</td><td>5–1　耳、手部反射区检查</td><td>40</td><td rowspan="2">实操</td><td rowspan="2">必考</td><td rowspan="2">15</td><td rowspan="2">X</td></tr>
<tr><td>5–2　足底、足内、足外、足背部反射区按摩</td><td>40</td></tr>
<tr><td rowspan="2">6. 按摩后工作</td><td rowspan="2">10</td><td>6–1　按摩后服务</td><td>5</td><td rowspan="2">实操</td><td rowspan="2">必考</td><td rowspan="2">15</td><td rowspan="2">Y</td></tr>
<tr><td>6–2　操作间整理</td><td>5</td></tr>
</table>

2.3.6 三级 / 高级职业技能培训理论知识考核规范

（全身按摩考核范围 1、2、6；足部按摩考核范围 1、3、6；脊柱按摩考核范围 1、4、6；反射疗法考核范围 1、5、6）

考核范围	考核比重（%）	考核内容	考核比重（%）	考核单元
1．按摩前工作	10	1-1 接待	3	接待宾客
		1-2 咨询	3	推荐按摩服务项目
		1-3 操作间准备	4	准备操作间
2．全身按摩	80	2-1 头痛按摩	8	头痛按摩
		2-2 颈痛按摩	8	颈痛按摩
		2-3 肩痛按摩	8	肩痛按摩
		2-4 肘痛按摩	8	肘痛按摩
		2-5 腰痛按摩	8	腰痛按摩
		2-6 足跟痛按摩	8	足跟痛按摩
		2-7 胃痛按摩	8	胃痛按摩
		2-8 痛经按摩	8	痛经按摩
		2-9 失眠按摩	8	失眠按摩
		2-10 便秘按摩	8	便秘按摩
3．足部按摩	80	3-1 神经系统常见问题足部按摩	10	神经系统常见问题足部按摩
		3-2 循环系统常见问题足部按摩	10	循环系统常见问题足部按摩
		3-3 呼吸系统常见问题足部按摩	5	呼吸系统常见问题足部按摩
		3-4 消化系统常见问题足部按摩	10	消化系统常见问题足部按摩
		3-5 泌尿系统常见问题足部按摩	10	泌尿系统常见问题足部按摩
		3-6 生殖系统常见问题足部按摩	10	生殖系统常见问题足部按摩
		3-7 内分泌系统常见问题足部按摩	5	内分泌系统常见问题足部按摩
		3-8 免疫系统常见问题足部按摩	10	免疫系统常见问题足部按摩

续表

考核范围	考核比重（%）	考核内容	考核比重（%）	考核单元
3．足部按摩		3–9　运动系统常见问题足部按摩	10	运动系统常见问题足部按摩
4．脊柱按摩	80	4–1　颈椎亚健康按摩	20	颈椎亚健康按摩
		4–2　胸椎亚健康按摩	20	胸椎亚健康按摩
		4–3　腰椎亚健康按摩	20	腰椎亚健康按摩
		4–4　骨盆亚健康按摩	20	骨盆按摩
5．反射疗法	80	5–1　耳部反射区按摩	25	耳部反射区按摩
		5–2　手部脏腑反射区按摩	25	手部脏腑反射区按摩
		5–3　小腿部反射区按摩	30	小腿部反射区按摩
6．按摩后工作	10	6–1　按摩后服务	5	按摩后的服务工作
		6–2　操作间整理	5	按摩后整理工作

2.3.7　三级 / 高级职业技能培训操作技能考核规范

（全身按摩考核范围 1、2、6；足部按摩考核范围 1、3、6；脊柱按摩考核范围 1、4、6；反射疗法考核范围 1、5、6）

考核范围	考核比重（%）	考核内容	考核比重（%）	考核形式	选考方式	考核时间	重要程度
1．按摩前工作	10	1–1　接待	3	实操	必考	3	Y
		1–2　咨询	3				
		1–3　操作间准备	4				
2．全身按摩	80	2–1　头痛按摩	8	实操	必考	10	X
		2–2　颈痛按摩	8				
		2–3　肩痛按摩	8				
		2–4　肘痛按摩	8				
		2–5　腰痛按摩	8				
		2–6　足跟痛按摩	8				
		2–7　胃痛按摩	8				
		2–8　痛经按摩	8				
		2–9　失眠按摩	8				
		2–10　便秘按摩	8				

续表

考核范围	考核比重（%）	考核内容	考核比重（%）	考核形式	选考方式	考核时间	重要程度
3．足部按摩	80	3-1　神经系统常见问题足部按摩	10	实操	必考	10	X
		3-2　循环系统常见问题足部按摩	10				
		3-3　呼吸系统常见问题足部按摩	5				
		3-4　消化系统常见问题足部按摩	10				
		3-5　泌尿系统常见问题足部按摩	10				
		3-6　生殖系统常见问题足部按摩	10				
		3-7　内分泌系统常见问题足部按摩	5				
		3-8　免疫系统常见问题足部按摩	10				
		3-9　运动系统常见问题足部按摩	10				
4．脊柱按摩	80	4-1　颈椎亚健康按摩	20	实操	必考	10	X
		4-2　胸椎亚健康按摩	20				
		4-3　腰椎亚健康按摩	20				
		4-4　骨盆亚健康按摩	20				
5．反射疗法	80	5-1　耳部反射区按摩	25	实操	必考	10	X
		5-2　手部脏腑反射区按摩	25				
		5-3　小腿部反射区按摩	30				
6．按摩后工作	10	6-1　按摩后服务	5	实操	必考	2	Y
		6-2　操作间整理	5				

2.3.8 二级 / 技师职业技能培训理论知识考核规范

（全身按摩考核范围 1、4、5；脊柱按摩考核范围 2、4、5；反射疗法考核范围 3、4、5）

考核范围	考核比重（%）	考核内容	考核比重（%）	考核单元
1．全身按摩	40	1–1　揉腹法	20	（1）消化系统常见病的揉腹保健按摩
				（2）运动系统常见病的揉腹保健按摩
				（3）生殖系统常见病的揉腹保健按摩
				（4）内分泌系统常见病的揉腹保健按摩
		1–2　振腹法	20	（1）消化系统常见病的振腹保健按摩
				（2）运动系统常见病的振腹保健按摩
				（3）生殖系统常见病的振腹保健按摩
				（4）内分泌系统常见病的振腹保健按摩
2．脊柱按摩	40	2–1　颈椎相关病按摩	15	（1）颈型颈椎病按摩
				（2）落枕按摩
				（3）小儿肌性斜颈按摩
				（4）颈源性眩晕按摩
		2–2　胸椎相关病按摩	10	（1）背肌筋膜炎按摩
				（2）胸椎小关节紊乱按摩
				（3）脊源性心悸按摩
				（4）脊源性胃脘痛按摩
		2–3　腰骶椎相关病按摩	15	（1）腰肌劳损按摩
				（2）腰椎间盘突出症按摩
				（3）急性腰扭伤按摩
				（4）骶髂关节损伤按摩
3．反射疗法	40	3–1　常见病的耳部反射区疗法	20	（1）扁桃体炎的耳部反射区调理
				（2）结膜炎的耳部反射区调理
				（3）肥胖的耳部反射区调理
				（4）便秘的耳部反射区调理
				（5）假性近视的耳部反射区调理
				（6）失眠的耳部反射区调理

续表

考核范围	考核比重（%）	考核内容	考核比重（%）	考核单元
3．反射疗法		3-1　常见病的耳部反射区疗法		（7）消化不良的耳部反射区调理
				（8）痛经的耳部反射区调理
				（9）颈椎病的耳部反射区调理
				（10）腰痛的耳部反射区调理
		3-2　常见病手部反射疗法	20	（1）五脏不适症的手部反射区按摩
				（2）六腑不适症的手部反射区按摩
4．制定保健按摩方案	20	4-1　体质辨识	10	（1）九种体质的基本类型及特征
				（2）宾客体质的确认
		4-2　体质保健	10	（1）制定不同体质的保健按摩方案
				（2）制定不同体质的辅助调理方案
5．培训与指导	40	5-1　专业培训	8	（1）制订培训计划和编写培训教案
			8	（2）对三级／高级按摩师及以下人员业务培训
			8	（3）撰写论文
		5-2　技能指导	8	（1）制定技能指导方案
			8	（2）对三级／高级按摩师及以下人员技能指导

2.3.9　二级／技师职业技能培训操作技能考核规范

（全身按摩考核范围 1、4、5；脊柱按摩考核范围 2、4、5；反射疗法考核范围 3、4、5）

考核范围	考核比重（%）	考核内容	考核比重（%）	考核形式	选考方式	考核时间（分钟）	重要程度
1．全身按摩	40	1-1　揉腹法	20	实操	必考	5	Y
		1-2　振腹法	25				
2．脊柱按摩	40	2-1　颈椎相关病按摩	15	实操	必考	5	X
		2-2　胸椎相关病按摩	10				
		2-3　腰骶椎相关病按摩	15				

续表

考核范围	考核比重（%）	考核内容	考核比重（%）	考核形式	选考方式	考核时间（分钟）	重要程度
3．反射疗法	40	3-1　常见病的耳部反射区疗法	20	实操	必考	5	Y
		3-2　常见病手部反射疗法	20				
4．制定保健按摩方案	20	4-1　体质辨识	10	笔试	必考	5	X
		4-2　体质保健	10				
5．培训与指导	40	5-1　专业培训	24	笔试	必考	5	X
		5-2　技能指导	16				

2.3.10　一级 / 高级技师职业技能培训理论知识考核规范

考核范围	考核比重（%）	考核内容	考核比重（%）	考核单元
1．保健按摩	30	1-1　疑难杂症按摩	16	（1）原发性高血压按摩
				（2）胸痛按摩
				（3）糖尿病按摩
				（4）更年期综合征按摩
				（5）中风后遗症按摩
		1-2　关节按摩	4	（1）关节按摩手法调理上肢关节常见症状
				（2）关节按摩手法调理下肢关节常见症状
				（3）关节按摩手法调理背腰部常见症状
		1-3　辅助疗法	10	（1）刮痧
				（2）拔罐
2．健康管理	35	2-1　建档	10	（1）采集受术者健康信息
				（2）对受术者进行健康评估
				（3）建立健康档案
		2-2　随访	5	（1）分析受术者健康状况
				（2）对受术者进行随访

续表

考核范围	考核比重（%）	考核内容	考核比重（%）	考核单元
2．健康管理		2-3　分析	10	（1）受术者当前健康状况分析
				（2）受术者健康状况愈后发展分析
		2-4　指导	10	（1）指导受术者保健养生
				（2）指导受术者选择保健养生方法
3．按摩机构管理	35	3-1　按摩机构建立及企业形象	10	（1）建立保健按摩机构
				（2）建立和调整企业形象
		3-2　企业管理方法	25	（1）营销管理
				（2）人力资源管理

2.3.11　一级 / 高级技师职业技能培训操作技能考核规范

考核范围	考核比重（%）	考核内容	考核比重（%）	考核形式	必考方式	考核时间（分钟）	重要程度
1．保健按摩	30	1-1　疑难杂症按摩	10	实操	必考	15	Y
		1-2　关节按摩	10				
		1-3　辅助疗法	10				
2．健康管理	35	2-1　健康信息收集及档案建立	10	笔试	必考	15	X
		2-2　中医常用健康评估和分析	15				
		2-3　保健按摩师健康管理策略	10				
3．按摩机构管理	35	3-1　按摩机构的建立	10	笔试	必考	15	X
		3-2　企业管理方法	25				

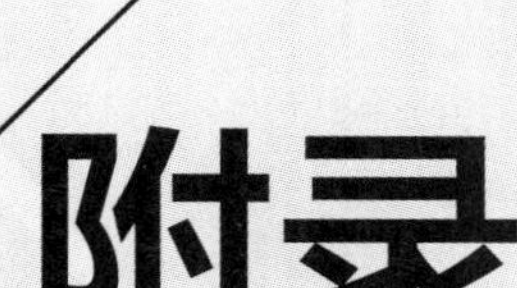

附录

培训要求与课程规范对照表

附录 1　职业基本素质培训要求与课程规范对照表

2.1.1　职业基本素质培训要求			2.2.1　职业基本素质培训课程规范			
职业基本素质模块（模块）	培训内容（课程）	培训细目	学习单元	课程内容	培训建议	课堂学时
1．职业道德与职业守则	1-1　道德与职业道德基本知识	（1）道德的含义 （2）职业道德的含义 （3）加强社会主义职业道德修养的意义 （4）保健按摩师的人生观与价值观 （5）文明的概念 （6）坚持文明服务	道德与职业道德基本知识	1）道德的含义 2）道德的意义 3）职业道德的含义 4）社会主义职业道德 5）加强社会主义职业道德修养的意义 6）树立为人类健康事业服务的人生观 7）人生的价值在于奉献	（1）方法：讲授法、案例教学法 （2）重点：加强社会主义职业道德修养的意义 （3）难点：人生的价值在于奉献	2
	1-2　职业守则	（1）遵纪守法，厚德敬业 （2）团结友善，密切协作 （3）尊重宾客，周到服务 （4）钻研技术，积极进取 （5）善于思考，勇于创新 （6）举止端庄，诚实守信	职业守则	1）遵纪守法，厚德敬业 2）团结友善，密切协作 3）尊重宾客，周到服务 4）钻研技术，积极进取 5）善于思考，勇于创新 6）举止端庄，诚实守信	（1）方法：讲授法、案例教学法 （2）重点与难点：遵纪守法，厚德敬业	1
2．正常人体学基础知识	2-1　人体概述	（1）人体的分部 （2）解剖学姿势和常用术语 （3）人体的细胞与组织	（1）人体的分部与术语	1）人体的分部 2）人体的解剖学姿势 3）解剖学常用方位术语 4）轴与面的术语	（1）方法：讲授法、案例教学法 （2）重点：人体的解剖学姿势 （3）难点：轴与面的术语	1
			（2）人体的细胞与组织	1）细胞 2）上皮组织 3）结缔组织 4）肌肉组织 5）神经组织	（1）方法：讲授法、案例教学法 （2）重点：肌肉组织 （3）难点：神经组织	1

续表

2.1.1 职业基本素质培训要求			2.2.1 职业基本素质培训课程规范			
职业基本素质模块（模块）	培训内容（课程）	培训细目	学习单元	课程内容	培训建议	课堂学时
2. 正常人体学基础知识	2–2 生命活动的基本特征	（1）新陈代谢表现 （2）兴奋性表现 （3）生殖表现	生命活动	1）新陈代谢的概念 2）新陈代谢的表现 3）兴奋性的概念 4）兴奋性的表现 5）生殖的概念 6）生殖的表现	（1）方法：讲授法、案例教学法 （2）重点：新陈代谢的概念及表现 （3）难点：兴奋性的表现	1
	2–3 人体主要系统基本知识	（1）骨的构成 （2）颅骨、躯干骨、四肢骨的结构特点 （3）颅骨、躯干骨、四肢骨的连接特点及功能 （4）骨骼肌的起止点及作用 （5）消化管和消化腺的结构及组成 （6）中枢神经和周围神经的组成及作用 （7）内分泌腺和内分泌组织的作用 （8）呼吸道、肺的生理功能 （9）心、动脉、静脉和毛细血管的结构及作用	（1）运动系统	1）骨的分类、构造、化学成分和物理性质 2）颅骨、躯干骨、上肢骨、下肢骨的结构特点 3）颅骨、躯干骨、上肢骨、下肢骨的连接 4）头部肌肉的起止点及作用 5）颈部肌肉的起止点及作用 6）躯干部肌肉的起止点及作用 7）上肢、下肢部肌肉的起止点及作用	（1）方法：讲授法、案例教学法 （2）重点：颈部肌肉、躯干部肌肉、上肢部肌肉、下肢部肌肉的起止点及作用 （3）难点：颅骨、躯干骨、上肢骨、下肢骨的连接	8
			（2）消化系统	1）胃的形态、分部、位置、构造 2）小肠的形态、分部、位置、构造 3）大肠的形态、分部、位置、构造 4）肝、胆、胰腺的形态、分部、位置、构造	（1）方法：讲授法、案例教学法 （2）重点与难点：胃的形态、分部、位置、构造	1
			（3）神经、内分泌系统	1）中枢神经系统 2）周围神经系统 3）垂体的位置、形态和分部 4）腺垂体激素及生理作用 5）甲状腺、甲状腺旁腺、肾上腺	（1）方法：讲授法、案例教学法 （2）重点：周围神经系统 （3）难点：甲状腺、甲状腺旁腺、肾上腺	8

续表

2.1.1 职业基本素质培训要求			2.2.1 职业基本素质培训课程规范			
职业基本素质模块（模块）	培训内容（课程）	培训细目	学习单元	课程内容	培训建议	课堂学时
2．正常人体学基础知识	2-3 人体主要系统基本知识	(10) 肾、输尿管、膀胱和尿道的结构及作用 (11) 男性生殖器和女性生殖器的结构及作用	(4) 呼吸、循环、生殖、泌尿系统	1）呼吸系统的组成和主要功能	(1) 方法：讲授法、案例教学法 (2) 重点与难点：呼吸系统的组成和主要功能	1
				2）循环系统的组成和主要功能		
				3）生殖系统的组成和主要功能		
				4）泌尿系统的组成和主要功能		
3．中医学基础知识	3-1 阴阳学说	(1) 中医学的基本特点 (2) 阴阳的基本概念 (3) 阴阳学说的基本内容 (4) 阴阳在中医学中的应用	阴阳学说	1）整体观念和辨证论治	(1) 方法：讲授法、案例教学法 (2) 重点：整体观念和辨证论治 (3) 难点：阴阳在中医学中的应用	1
				2）阴阳的基本概念		
				3）阴阳对立制约		
				4）阴阳互根互用		
				5）阴阳交感与互藏		
				6）阴阳消长		
				7）阴阳转化		
				8）阴阳在中医学中的应用		
	3-2 五行学说	(1) 五行的基本概念 (2) 五行学说的基本内容 (3) 五行学说在中医学中的应用	五行学说	1）五行的基本概念	(1) 方法：讲授法、案例教学法 (2) 重点：五行的特性及相关事物属性归类 (3) 难点：五行生克制化	1
				2）五行的特性及相关事物属性归类		
				3）五行生克制化		
				4）五行的异常运行		
				5）五行学说在中医学中的应用		
	3-3 藏象学说	(1) 五脏基本知识 (2) 六腑基本知识	(1) 五脏基本知识	1）藏象概念	(1) 方法：讲授法、案例教学法 (2) 重点：脾的生理功能 (3) 难点：心（心包）的生理功能	5
				2）心（心包）		
				3）肝		
				4）脾		
				5）肺		
				6）肾		
			(2) 六腑基本知识	1）胆	(1) 方法：讲授法、案例教学法 (2) 重点：胃的生理功能 (3) 难点：三焦的生理功能	2
				2）胃		
				3）小肠		
				4）大肠		
				5）膀胱		
				6）三焦		

续表

2.1.1 职业基本素质培训要求			2.2.1 职业基本素质培训课程规范			
职业基本素质模块（模块）	培训内容（课程）	培训细目	学习单元	课程内容	培训建议	课堂学时
3．中医学基础知识	3-4 气血津液	（1）气、血的概念、特点及作用 （2）津、液的概念、特点及作用	(1) 气、血基本知识	1）气、血的概念 2）气、血的功能和特点	（1）方法：讲授法、案例教学法 （2）重点与难点：气、血的功能和特点	1
			(2) 津、液基本知识	1）津、液的概念 2）津、液的功能和特点	（1）方法：讲授法、案例教学法 （2）重点与难点：津、液的功能和特点	1
4．经络腧穴基础知识	4-1 经络基础知识	（1）经络的概念 （2）手三阴经 （3）手三阳经 （4）足三阴经 （5）足三阳经 （6）任脉、督脉	（1）经络概述	1）经络的定义 2）经脉的特点 3）络脉的特点	（1）方法：讲授法、案例教学法 （2）重点与难点：经脉的特点	1
			（2）经脉循行	1）手太阴肺经、手少阴心经、手厥阴心包经的循行路线 2）手阳明大肠经、手太阳小肠经、手少阳三焦经的循行路线 3）足太阴脾经、足少阴肾经、足厥阴肝经的循行路线 4）足阳明胃经、足太阳膀胱经、足少阳胆经的循行路线 5）任脉、督脉的循行路线	（1）方法：讲授法、案例教学法 （2）重点与难点：足阳明胃经、足太阳膀胱经、足少阳胆经的循行路线	4
	4-2 腧穴基础知识	（1）腧穴的概念 （2）腧穴的定位方法 （3）常用腧穴	（1）腧穴概述	1）腧穴的定义 2）腧穴的定位方法 ①固定标志法 ②活动标志法 ③手指同身寸定位法 ④简便取穴法	（1）方法：讲授法、案例教学法 （2）重点：手指同身寸定位法 （3）难点：固定标志法	1
			（2）常用腧穴	1）手三阴经常用腧穴的定位、功效 2）手三阳经常用腧穴的定位、功效 3）足三阳经常用腧穴的定位、功效 4）足三阴经常用腧穴的定位、功效 5）任脉、督脉常用腧穴的定位、功效	（1）方法：讲授法、案例教学法 （2）重点：常用腧穴的定位 （3）难点：常用腧穴的功效	16

续表

2.1.1　职业基本素质培训要求			2.2.1　职业基本素质培训课程规范			
职业基本素质模块（模块）	培训内容（课程）	培训细目	学习单元	课程内容	培训建议	课堂学时
4．经络腧穴基础知识	4-3　小儿常用穴位	（1）小儿常用穴位的定位 （2）小儿常用穴位的功效	小儿常用穴位	1）小儿常用穴位的定位 2）小儿常用穴位的功效	（1）方法：讲授法、案例教学法 （2）重点：小儿常用穴位的定位 （3）难点：小儿常用穴位的功效	1
5．按摩学基础知识	5-1　按摩发展史	（1）按摩的形成 （2）春秋战国时期的按摩发展 （3）秦汉时期的按摩发展 （4）晋、隋、唐、宋、金、元、明、清时期的按摩发展 （5）近代、现代按摩发展	（1）按摩的形成	1）按摩的渊源 2）按摩在古代的作用	（1）方法：讲授法、案例教学法 （2）重点与难点：按摩在古代的作用	1
			（2）按摩发展简史	1）原始社会、奴隶社会、春秋战国、秦汉等时期的按摩发展 2）隋、唐、宋、金、元、明、清等时期的按摩发展 3）近代、现代按摩发展	（1）方法：讲授法、案例教学法 （2）重点与难点：近代、现代按摩发展	1
	5-2　按摩的作用原理	按摩的作用原理	按摩的作用原理	1）人体的内外联系 2）按摩平衡人体机能 ①疏通经络 ②调和气血 ③调理脏腑 ④平衡阴阳	（1）方法：讲授法、案例教学法 （2）重点：人体的内外联系 （3）难点：按摩平衡人体机能	1
	5-3　按摩介质	（1）按摩介质分类：粉剂、油剂、水剂、酊剂、精油 （2）按摩介质的作用	常用按摩介质及其作用	1）粉剂 2）油剂 3）水剂 4）酒类 5）精油 6）按摩介质的特点 7）不同按摩介质的作用特点	（1）方法：讲授法、案例教学法 （2）重点：精油 （3）难点：不同按摩介质的作用特点	1
	5-4　保健按摩手法要求	（1）柔和 （2）均匀 （3）持久 （4）有力 （5）渗透	保健按摩手法要求	1）柔和 2）均匀 3）持久 4）有力 5）渗透	（1）方法：讲授法、案例教学法 （2）重点：持久、有力 （3）难点：渗透	1

续表

<table>
<tr><th colspan="3">2.1.1 职业基本素质培训要求</th><th colspan="4">2.2.1 职业基本素质培训课程规范</th></tr>
<tr><th>职业基本素质模块（模块）</th><th>培训内容（课程）</th><th>培训细目</th><th>学习单元</th><th>课程内容</th><th>培训建议</th><th>课堂学时</th></tr>
<tr><td rowspan="19">5. 按摩学基础知识</td><td rowspan="19">5-5 按摩基本手法</td><td rowspan="19">（1）推法、擦法、搓法、摩法等摩擦类手法的定义及操作要领
（2）揉法、㨰法等摆动类手法的定义及操作要领
（3）按法、点法、拿法、拨法、捏法、捻法等挤压类手法的定义及操作要领
（4）抖法、振法等振动类手法的定义及操作要领
（5）拍法、击法、叩法、啄法、弹法等叩击类手法的定义及操作要领
（6）摇法、拔伸法和屈伸法等运动关节类手法的定义及操作要领</td><td rowspan="4">（1）摩擦类手法</td><td>1）推法的定义、分类、操作要领、作用</td><td rowspan="4">（1）方法：讲授法、演示法
（2）重点：推法的定义、分类、操作要领、作用
（3）难点：摩法的定义、分类、操作要领、作用</td><td rowspan="4">3</td></tr>
<tr><td>2）擦法的定义、分类、操作要领、作用</td></tr>
<tr><td>3）搓法的定义、分类、操作要领、作用</td></tr>
<tr><td>4）摩法的定义、分类、操作要领、作用</td></tr>
<tr><td rowspan="2">（2）摆动类手法</td><td>1）揉法的定义、分类、操作要领、作用</td><td rowspan="2">（1）方法：讲授法、演示法
（2）重点：揉法的定义、分类、操作要领、作用
（3）难点：㨰法的定义、分类、操作要领、作用</td><td rowspan="2">3</td></tr>
<tr><td>2）㨰法的定义、分类、操作要领、作用</td></tr>
<tr><td rowspan="6">（3）挤压类手法</td><td>1）按法的定义、分类、操作要领、作用</td><td rowspan="6">（1）方法：讲授法、演示法
（2）重点：拨法的定义、分类、操作要领、作用
（3）难点：拿法的定义、分类、操作要领、作用</td><td rowspan="6">3</td></tr>
<tr><td>2）点法的定义、分类、操作要领、作用</td></tr>
<tr><td>3）拿法的定义、分类、操作要领、作用</td></tr>
<tr><td>4）拨法的定义、分类、操作要领、作用</td></tr>
<tr><td>5）捏法的定义、分类、操作要领、作用</td></tr>
<tr><td>6）捻法的定义、分类、操作要领、作用</td></tr>
<tr><td rowspan="2">（4）振动类手法</td><td>1）抖法的定义、分类、操作要领、作用</td><td rowspan="2">（1）方法：讲授法、演示法
（2）重点与难点：振法的定义、分类、操作要领、作用</td><td rowspan="2">1</td></tr>
<tr><td>2）振法的定义、分类、操作要领、作用</td></tr>
<tr><td rowspan="5">（5）叩击类手法</td><td>1）拍法的定义、分类、操作要领、作用</td><td rowspan="5">（1）方法：讲授法、演示法
（2）重点与难点：拍法、叩法的定义、分类、操作要领、作用</td><td rowspan="5">1</td></tr>
<tr><td>2）击法的定义、分类、操作要领、作用</td></tr>
<tr><td>3）叩法的定义、分类、操作要领、作用</td></tr>
<tr><td>4）啄法的定义、分类、操作要领、作用</td></tr>
<tr><td>5）弹法的定义、分类、操作要领、作用</td></tr>
</table>

续表

2.1.1　职业基本素质培训要求			2.2.1　职业基本素质培训课程规范			
职业基本素质模块（模块）	培训内容（课程）	培训细目	学习单元	课程内容	培训建议	课堂学时
5．按摩学基础知识	5-5　按摩基本手法		（6）运动关节类手法	1）摇法的定义、分类、操作要领、作用	（1）方法：讲授法、演示法 （2）重点与难点：拔伸法的定义、分类、操作要领、作用	1
				2）拔伸法的定义、分类、操作要领、作用		
				3）屈伸法的定义、分类、操作要领、作用		
	5-6　小儿保健常用手法	（1）小儿保健手法的特点 （2）推、拿、按、摩、揉、运、掐、捏等手法的操作方法及要领	小儿保健手法的特点与手法操作	1）小儿保健手法的特点（均匀、柔和、平稳、轻快）	（1）方法：讲授法、演示法 （2）重点：小儿保健手法操作方法 （3）难点：小儿保健手法操作要领	2
				2）小儿保健手法定义		
				3）小儿保健手法操作方法及要领		
	5-7　按摩适应证、禁忌证及注意事项	（1）按摩的适应证 （2）按摩的禁忌证 （3）按摩注意事项	按摩适应证、禁忌证及注意事项	1）按摩的适应证	（1）方法：讲授法、演示法 （2）重点：按摩的禁忌证 （3）难点：按摩注意事项	1
				2）按摩的禁忌证		
				3）按摩注意事项		
6．脊柱按摩相关知识	6-1　脊柱的结构与形态	（1）椎骨的组成 （2）椎骨的特点 （3）椎骨间的连接 （4）脊柱的肌肉 （5）脊柱的形态	脊柱的结构与形态	1）椎体、椎弓、突起	（1）方法：讲授法、案例教学法 （2）重点与难点：颈椎结构与形态特点	2
				2）颈椎的结构与形态特点		
				3）胸椎的结构与形态特点		
				4）腰椎的结构与形态特点		
				5）骶、尾骨的结构与形态特点		
	6-2　脊柱的生理及生物力学	（1）脊柱的生理功能 （2）脊柱的生物力学	（1）脊柱的生理功能	1）运动功能	（1）方法：讲授法、案例教学法 （2）重点与难点：支撑稳定功能	1
				2）支撑稳定功能		
			（2）脊柱的生物力学	1）脊柱运动生物力学	（1）方法：讲授法、案例教学法 （2）重点：脊柱运动生物力学 （3）难点：小关节的生物力学	2
				2）椎间盘的生物力学		
				3）小关节的生物力学		
				4）韧带的生物力学		
				5）脊髓的生物力学		
				6）神经根的生物力学		

续表

2.1.1 职业基本素质培训要求			2.2.1 职业基本素质培训课程规范			
职业基本素质模块（模块）	培训内容（课程）	培训细目	学习单元	课程内容	培训建议	课堂学时
6．脊柱按摩相关知识	6-3 脊柱的运动功能	(1) 运动轴 (2) 杠杆 (3) 致动体 (4) 限制体	脊柱的运动功能	1）运动轴	(1) 方法：讲授法、案例教学法 (2) 重点与难点：运动轴	1
				2）杠杆		
				3）致动体		
				4）限制体		
	6-4 脊柱的神经分布	(1) 脊髓 (2) 脊神经 (3) 自主神经	脊柱的神经分布	1）脊髓	(1) 方法：讲授法、案例教学法 (2) 重点与难点：脊神经	2
				2）脊神经		
				3）自主神经		
	6-5 脊柱亚健康相关知识	(1) 脊柱问题的主要原因 (2) 脊柱诊查 (3) 脊柱问题的主要表现	(1) 脊柱亚健康主要原因	1）颈椎亚健康原因	(1) 方法：讲授法、案例教学法 (2) 重点与难点：颈椎亚健康原因	1
				2）胸椎亚健康原因		
				3）腰骶椎亚健康原因		
			(2) 脊柱亚健康主要表现	1）脊柱诊查	(1) 方法：讲授法、案例教学法 (2) 重点与难点：颈椎、胸椎、腰椎、骨盆问题的主要表现	1
				2）颈椎、胸椎、腰椎、骨盆问题的主要表现		
7．反射区按摩相关知识	7-1 耳部反射区按摩相关知识	(1) 耳郭的表面解剖 (2) 耳郭正面的表面解剖部位及名称 (3) 耳郭背面的表面解剖部位及名称 (4) 耳轮、耳舟、对耳轮、三角窝等区域耳穴的定位及运用	(1) 耳郭表面解剖及耳郭的组织结构	1）耳郭正面组织结构	(1) 方法：讲授法、案例教学法 (2) 重点：耳轮、耳垂、对耳轮、耳舟 (3) 难点：三角窝、耳甲	2
				2）耳郭背面组织结构		
			(2) 耳穴的定位及运用	1）耳轮、对耳轮区域的耳穴定位及运用	(1) 方法：讲授法、案例教学法 (2) 重点：耳甲、三角窝区域的耳穴定位及运用 (3) 难点：耳舟区域的耳穴定位及运用	2
				2）耳舟区域的耳穴定位及运用		
				3）耳屏、对耳屏区域的耳穴定位及运用		
				4）耳垂区域的耳穴定位及运用		
				5）耳甲、三角窝区域的耳穴定位及运用		

续表

<table>
<tr><th colspan="3">2.1.1 职业基本素质培训要求</th><th colspan="4">2.2.1 职业基本素质培训课程规范</th></tr>
<tr><th>职业基本素质模块（模块）</th><th>培训内容（课程）</th><th>培训细目</th><th>学习单元</th><th>课程内容</th><th>培训建议</th><th>课堂学时</th></tr>
<tr><td rowspan="15">7．反射区按摩相关知识</td><td rowspan="6">7–2 手部反射区按摩相关知识</td><td rowspan="6">（1）手部形态
（2）手部温度
（3）手部颜色
（4）手的活动度
（5）手部反射区</td><td rowspan="4">（1）手部特点</td><td>1）手部形态</td><td rowspan="4">（1）方法：讲授法、案例教学法
（2）重点：手部颜色
（3）难点：手的活动度</td><td rowspan="4">2</td></tr>
<tr><td>2）手部温度</td></tr>
<tr><td>3）手部颜色</td></tr>
<tr><td>4）手的活动度</td></tr>
<tr><td rowspan="2">（2）手部反射区</td><td>1）手部五脏反射区</td><td rowspan="2">（1）方法：讲授法、案例教学法
（2）重点与难点：手部五脏反射区</td><td rowspan="2">2</td></tr>
<tr><td>2）手部六腑反射区</td></tr>
<tr><td rowspan="9">7–3 足部及小腿部反射区按摩相关知识</td><td rowspan="9">（1）足部按摩基本手法
（2）足部及小腿部反射区定位及功效</td><td rowspan="3">（1）足部按摩基本手法</td><td>1）足部按摩基本手法要领及适用反射区</td><td rowspan="3">（1）方法：讲授法、演示法
（2）重点与难点：足部按摩基本手法要领及适用反射区</td><td rowspan="3">2</td></tr>
<tr><td>2）足部按摩手法的力度</td></tr>
<tr><td>3）足部按摩注意事项</td></tr>
<tr><td rowspan="6">（2）足部及小腿部反射区定位及功效</td><td>1）足部反射区的分布规律</td><td rowspan="6">（1）方法：讲授法、案例教学法
（2）重点与难点：足底部反射区定位及功效、足内外侧反射区定位及功效</td><td rowspan="6">4</td></tr>
<tr><td>2）足部基本反射区定位及功效</td></tr>
<tr><td>3）足底部反射区定位及功效</td></tr>
<tr><td>4）足背部反射区定位及功效</td></tr>
<tr><td>5）足内外侧反射区定位及功效</td></tr>
<tr><td>6）小腿部反射区定位及功效</td></tr>
<tr><td rowspan="4">8．按摩植物精油相关知识</td><td rowspan="4">8–1 天然植物精油概述</td><td rowspan="4">（1）植物精油的形成
（2）植物精油萃取方法
（3）植物精油的保存
（4）植物精油的鉴别</td><td rowspan="2">（1）植物精油的形成与萃取方法</td><td>1）植物精油的形成</td><td rowspan="2">（1）方法：讲授法、案例教学法
（2）重点与难点：压榨法、蒸馏法的特点</td><td rowspan="2">1</td></tr>
<tr><td>2）植物精油萃取方法及其特点</td></tr>
<tr><td rowspan="2">（2）植物精油的保存与鉴别</td><td>1）植物精油的保存方法及注意事项</td><td rowspan="2">（1）方法：讲授法、案例教学法
（2）重点：植物精油的保存
（3）难点：植物精油品质鉴别</td><td rowspan="2">1</td></tr>
<tr><td>2）植物精油品质鉴别的方法</td></tr>
</table>

续表

2.1.1 职业基本素质培训要求			2.2.1 职业基本素质培训课程规范			
职业基本素质模块（模块）	培训内容（课程）	培训细目	学习单元	课程内容	培训建议	课堂学时
8．按摩植物精油相关知识	8–2 植物精油的成分及特性	（1）植物精油的成分 （2）植物精油的特性	植物精油的成分及特性	1）精油的化学结构	（1）方法：讲授法、案例教学法 （2）重点：各类植物精油的成分及特性 （3）难点：精油的化学结构	2
				2）精油化合物的种类		
				3）萜烯类植物精油特性		
				4）醇类、酯类植物精油特性		
				5）醛类、酮类等植物精油特性		
	8–3 植物精油的作用及应用方法	（1）植物精油的作用 （2）植物精油的应用方法 （3）植物精油的调配	（1）植物精油的作用	1）植物精油对身体作用	（1）方法：讲授法、案例教学法 （2）重点与难点：植物精油对身体作用	1
				2）植物精油对心理作用		
			（2）植物精油的调配及应用	1）植物精油调配方法	（1）方法：讲授法、案例教学法 （2）重点与难点：植物精油调配方法	2
				2）植物精油吸嗅		
				3）植物精油按摩		
				4）植物精油沐浴		
				5）植物精油敷贴		
9．保健调理相关知识	9–1 刮痧相关知识	（1）刮痧基础知识 （2）刮痧常用手法及操作	（1）刮痧基础知识	1）刮痧概述	（1）方法：讲授法、案例教学法 （2）重点与难点：刮痧常用器具与介质的选择	1
				2）刮痧常用器具与介质		
				3）刮痧适应证		
				4）刮痧注意事项和禁忌证		
			（2）刮痧常用手法及操作	1）刮痧手法	（1）方法：讲授法、案例教学法 （2）重点与难点：刮痧手法要领	2
				2）刮痧流程		
	9–2 拔罐相关知识	（1）拔罐基础知识 （2）拔罐常用手法及操作	（1）拔罐基础知识	1）拔罐概述	（1）方法：讲授法、案例教学法 （2）重点与难点：拔罐常用器具的选择	1
				2）拔罐常用器具		
				3）拔罐适应证		
				4）拔罐注意事项和禁忌证		
			（2）拔罐常用手法及操作	1）拔罐手法	（1）方法：讲授法、案例教学法 （2）重点与难点：拔罐手法要领	2
				2）拔罐流程		

续表

2.1.1　职业基本素质培训要求			2.2.1　职业基本素质培训课程规范			
职业基本素质模块（模块）	培训内容（课程）	培训细目	学习单元	课程内容	培训建议	课堂学时
9．保健调理相关知识	9–3　艾灸相关知识	（1）艾灸基础知识 （2）艾灸操作方法及应用	（1）艾灸基础知识	1）艾灸概述	（1）方法：讲授法、案例教学法 （2）重点：艾灸注意事项及禁忌证 （3）难点：灸材选择	2
				2）灸材的选择		
				3）艾灸适应证		
				4）艾灸注意事项及禁忌证		
			（2）艾灸常用手法及操作	1）艾灸常用手法	（1）方法：讲授法、案例教学法 （2）重点：艾灸操作流程 （3）难点：艾灸常用手法要领	3
				2）艾灸操作流程		
	9–4　砭术相关知识	（1）砭术基础知识 （2）砭术常用手法及操作	（1）砭术基础知识	1）砭术概述	（1）方法：讲授法、案例教学法 （2）重点与难点：砭术适应证	1
				2）砭术适应证		
				3）砭术常用器具		
				4）砭术注意事项及禁忌证		
			（2）砭术常用手法及操作	1）砭术手法	（1）方法：讲授法、案例教学法 （2）重点：砭术操作流程 （3）难点：砭术手法要领	1
				2）砭术操作流程		
	9–5　其他	（1）敷贴 （2）运动拉伸 （3）药浴熏蒸	（1）敷贴	1）敷贴概述	（1）方法：讲授法、案例教学法 （2）重点与难点：敷贴方法	1
				2）敷贴常用剂型		
				3）常用敷贴方法及注意事项		
			（2）运动拉伸	1）运动拉伸概述	（1）方法：讲授法、案例教学法 （2）重点与难点：运动拉伸操作方法	2
				2）运动拉伸操作方法		
				3）运动拉伸注意事项和禁忌证		
			（3）药浴熏蒸	1）药浴熏蒸概述	（1）方法：讲授法、案例教学法 （2）重点与难点：药浴熏蒸操作方法	2
				2）药浴熏蒸操作方法		
				3）药浴熏蒸注意事项和禁忌证		

续表

<table>
<tr><th colspan="3">2.1.1 职业基本素质培训要求</th><th colspan="4">2.2.1 职业基本素质培训课程规范</th></tr>
<tr><th>职业基本素质模块（模块）</th><th>培训内容（课程）</th><th>培训细目</th><th>学习单元</th><th>课程内容</th><th>培训建议</th><th>课堂学时</th></tr>
<tr><td rowspan="23">10．心理学相关知识</td><td rowspan="4">10–1 健康与心理健康概述</td><td rowspan="4">（1）健康的含义
（2）心理健康的含义</td><td rowspan="2">（1）健康</td><td>1）健康的定义</td><td rowspan="2">（1）方法：讲授法、案例教学法
（2）重点与难点：健康的标准</td><td rowspan="2">1</td></tr>
<tr><td>2）健康的标准</td></tr>
<tr><td rowspan="2">（2）心理健康</td><td>1）心理健康的定义</td><td rowspan="2">（1）方法：讲授法、案例教学法
（2）重点与难点：心理健康的标准</td><td rowspan="2">1</td></tr>
<tr><td>2）心理健康的标准</td></tr>
<tr><td rowspan="3">10–2 心理服务的对象、任务与原则</td><td rowspan="3">（1）心理服务的对象
（2）心理服务的任务与原则</td><td rowspan="3">心理服务</td><td>1）心理服务的对象</td><td rowspan="3">（1）方法：讲授法、案例教学法
（2）重点与难点：心理服务的任务</td><td rowspan="3">1</td></tr>
<tr><td>2）心理服务的任务</td></tr>
<tr><td>3）心理服务的原则</td></tr>
<tr><td rowspan="9">10–3 宾客的消费心理</td><td rowspan="9">（1）宾客常见的消费心理
（2）宾客消费意向的判断</td><td rowspan="7">（1）宾客的消费心理</td><td>1）求廉的心理</td><td rowspan="7">（1）方法：讲授法、案例教学法
（2）重点：求实的心理
（3）难点：自尊和表现自我的心理</td><td rowspan="7">1</td></tr>
<tr><td>2）求实的心理</td></tr>
<tr><td>3）安全的心理</td></tr>
<tr><td>4）从众的心理</td></tr>
<tr><td>5）求新、求美的心理</td></tr>
<tr><td>6）自尊和表现自我的心理</td></tr>
<tr><td>7）追求“名牌”的心理</td></tr>
<tr><td rowspan="2">（2）判断宾客消费意向</td><td>1）非言辞讯号</td><td rowspan="2">（1）方法：讲授法、案例教学法
（2）重点：言辞讯号
（3）难点：非言辞讯号</td><td rowspan="2">1</td></tr>
<tr><td>2）言辞讯号</td></tr>
<tr><td rowspan="3">10–4 主宾关系的基本要素</td><td rowspan="3">（1）尊重
（2）真诚
（3）通情达理</td><td rowspan="3">建立良好主宾关系的基本要素</td><td>1）尊重</td><td rowspan="3">（1）方法：讲授法、案例教学法
（2）重点与难点：尊重</td><td rowspan="3">1</td></tr>
<tr><td>2）真诚</td></tr>
<tr><td>3）通情达理</td></tr>
<tr><td rowspan="4">10–5 主宾关系的技巧</td><td rowspan="4">（1）倾听技巧
（2）询问技巧
（3）积极关注技巧
（4）宣泄技巧</td><td rowspan="4">加强主宾关系的技巧</td><td>1）倾听技巧</td><td rowspan="4">（1）方法：讲授法、案例教学法
（2）重点与难点：倾听技巧</td><td rowspan="4">1</td></tr>
<tr><td>2）询问技巧</td></tr>
<tr><td>3）积极关注技巧</td></tr>
<tr><td>4）宣泄技巧</td></tr>
</table>

续表

<table>
<tr><th colspan="3">2.1.1　职业基本素质培训要求</th><th colspan="4">2.2.1　职业基本素质培训课程规范</th></tr>
<tr><th>职业基本素质模块（模块）</th><th>培训内容（课程）</th><th>培训细目</th><th>学习单元</th><th>课程内容</th><th>培训建议</th><th>课堂学时</th></tr>
<tr><td rowspan="13">11．相关法律、法规知识</td><td rowspan="13">11-1　相关法律、法规知识</td><td rowspan="13">（1）《中华人民共和国劳动法》相关知识
（2）《中华人民共和国消费者权益保护法》相关知识
（3）《中华人民共和国劳动合同法》相关知识
（4）《公共场所卫生管理条例》相关知识</td><td rowspan="5">（1）《中华人民共和国劳动法》相关知识</td><td>1）劳动者权利和义务</td><td rowspan="5">（1）方法：讲授法、案例教学法
（2）重点：劳动者权利和义务
（3）难点：劳动合同</td><td rowspan="5">1</td></tr>
<tr><td>2）劳动合同</td></tr>
<tr><td>3）工作时间和休息时间</td></tr>
<tr><td>4）工资</td></tr>
<tr><td>5）社会保险和福利</td></tr>
<tr><td rowspan="2">（2）《中华人民共和国消费者权益保护法》相关知识</td><td>1）消费者的权利</td><td rowspan="2">（1）方法：讲授法、案例教学法
（2）重点与难点：消费者的权利</td><td rowspan="2">1</td></tr>
<tr><td>2）经营者的义务</td></tr>
<tr><td rowspan="3">（3）《中华人民共和国劳动合同法》相关知识</td><td>1）劳动合同的签订</td><td rowspan="3">（1）方法：讲授法、案例教学法
（2）重点与难点：劳动合同的签订</td><td rowspan="3">1</td></tr>
<tr><td>2）试用期</td></tr>
<tr><td>3）保证金和押金</td></tr>
<tr><td rowspan="3">（4）《公共场所卫生管理条例》相关知识</td><td>1）卫生管理</td><td rowspan="3">（1）方法：讲授法、案例教学法
（2）重点：罚则
（3）难点：卫生管理</td><td rowspan="3">1</td></tr>
<tr><td>2）卫生监督</td></tr>
<tr><td>3）罚则</td></tr>
<tr><td colspan="6">培训学时合计</td><td>138</td></tr>
</table>

附录 2　五级 / 初级职业技能培训要求与课程规范对照表

<table>
<tr><th colspan="3">2.1.2　五级 / 初级职业技能培训要求</th><th colspan="4">2.2.2　五级 / 初级职业技能培训课程规范</th></tr>
<tr><th>职业功能模块（模块）</th><th>培训内容（课程）</th><th>技能目标</th><th>学习单元</th><th>课程内容</th><th>培训建议</th><th>课堂学时</th></tr>
<tr><td rowspan="4">1．按摩前工作</td><td rowspan="4">1-1　接待</td><td rowspan="2">1-1-1　能介绍按摩服务项目及收费标准</td><td rowspan="4">接待宾客</td><td>1）接待的作用及主要职能</td><td rowspan="4">（1）方法：讲授法、演示法、实训（练习）法
（2）重点：接待的作用和主要职能
（3）难点：迎送、引导宾客的程序、方法和要求</td><td rowspan="4">1</td></tr>
<tr><td>2）迎送、引导宾客的程序、方法和要求</td></tr>
<tr><td rowspan="2">1-1-2　能根据宾客需求推荐服务项目</td><td>3）民族风俗习惯与礼仪常识</td></tr>
<tr><td>4）按摩服务项目收费介绍</td></tr>
</table>

续表

<table>
<tr><th colspan="3">2.1.2 五级 / 初级职业技能培训要求</th><th colspan="4">2.2.2 五级 / 初级职业技能培训课程规范</th></tr>
<tr><th>职业功能模块（模块）</th><th>培训内容（课程）</th><th>技能目标</th><th>学习单元</th><th>课程内容</th><th>培训建议</th><th>课堂学时</th></tr>
<tr><td rowspan="7">1．按摩前工作</td><td rowspan="3">1-2 咨询</td><td rowspan="2">1-2-1 能向宾客介绍按摩适应证和禁忌证</td><td rowspan="3">询问、介绍按摩服务项目</td><td>1）按摩服务项目的适应证和禁忌证</td><td rowspan="3">（1）方法：讲授法、演示法、实训（练习）法
（2）重点：按摩服务项目的介绍方法、技巧与要求
（3）难点：按摩的主要特点及作用原理</td><td rowspan="3">1</td></tr>
<tr><td>2）按摩的主要特点及作用原理</td></tr>
<tr><td>1-2-2 能向宾客说明按摩的基本作用</td><td>3）按摩服务项目及其基本作用介绍</td></tr>
<tr><td rowspan="2">1-3 操作间准备</td><td>1-3-1 能合理摆放按摩用品、用具</td><td rowspan="2">准备操作间</td><td>1）按摩用品、用具的准备及使用方法</td><td rowspan="2">（1）方法：讲授法、演示法、实训（练习）法
（2）重点与难点：按摩用品、用具的准备及使用方法</td><td rowspan="2">1</td></tr>
<tr><td>1-3-2 能整理个人和环境卫生</td><td>2）个人和环境卫生整理</td></tr>
<tr><td colspan="6"></td></tr>
<tr><td colspan="6"></td></tr>
<tr><td rowspan="10">2．全身按摩</td><td rowspan="6">2-1 颈肩部按摩</td><td>2-1-1 能用双手拿揉颈项部</td><td rowspan="6">颈肩部按摩</td><td rowspan="3">1）颈肩部按摩的相关知识
①颈肩部按摩常用手法的操作要领
②颈肩部按摩常用穴位的定位与作用
③颈肩部按摩注意事项</td><td rowspan="6">（1）方法：讲授法、演示法、实训（练习）法
（2）重点：颈肩部按摩操作
（3）难点：颈肩部按摩常用手法的操作要领</td><td rowspan="6">4</td></tr>
<tr><td>2-1-2 能用拇指指腹按压棘突两侧</td></tr>
<tr><td>2-1-3 能用四指与掌根拿揉肩部</td></tr>
<tr><td>2-1-4 能用拇指指腹按压肩井、秉风、天宗等穴</td><td rowspan="3">2）颈肩部按摩操作
①双手拿揉颈项部
②拇指指腹按压棘突两侧
③四指与掌根拿揉肩部
④拇指指腹按压肩井、秉风、天宗等穴
⑤侧㨰法㨰肩部
⑥双手侧击法叩击肩部</td></tr>
<tr><td>2-1-5 能用侧㨰法㨰肩部</td></tr>
<tr><td>2-1-6 能用双手侧击法叩击肩部</td></tr>
<tr><td rowspan="4">2-2 背腰部按摩</td><td>2-2-1 能用双手晃动背腰部</td><td rowspan="4">背腰部按摩</td><td rowspan="4">1）背腰部按摩的相关知识
①背腰部按摩常用手法的操作要领
②背腰部按摩常用穴位的定位与作用
③背腰部按摩注意事项</td><td rowspan="4">（1）方法：讲授法、演示法、实训（练习）法</td><td rowspan="4">4</td></tr>
<tr><td>2-2-2 能用双手掌按揉背腰部</td></tr>
<tr><td>2-2-3 能用拇指指腹点按夹脊穴</td></tr>
<tr><td>2-2-4 能用拇指指腹弹拨足太阳膀胱经</td></tr>
</table>

续表

<table>
<tr><th colspan="3">2.1.2　五级 / 初级职业技能培训要求</th><th colspan="4">2.2.2　五级 / 初级职业技能培训课程规范</th></tr>
<tr><th>职业功能模块（模块）</th><th>培训内容（课程）</th><th>技能目标</th><th>学习单元</th><th>课程内容</th><th>培训建议</th><th>课堂学时</th></tr>
<tr><td rowspan="14">2．全身按摩</td><td rowspan="8">2-2　背腰部按摩</td><td>2-2-5　能用双手掌掌根按压足太阳膀胱经</td><td rowspan="8">背腰部按摩</td><td rowspan="8">2）背腰部按摩操作
①双手晃动背腰部
②双手掌按揉背腰部
③拇指指腹点按夹脊穴
④拇指指腹弹拨足太阳膀胱经
⑤双手掌掌根按压足太阳膀胱经
⑥侧擦法擦脊柱两侧
⑦用双手虚掌拍打背腰部
⑧拇指指腹点揉肾俞穴
⑨拇指与其余四指提捏背腰部
⑩单手掌擦命门穴
⑪单手掌擦八髎穴
⑫手掌自上而下直推背腰部</td><td rowspan="8">（2）重点：背腰部按摩操作
（3）难点：擦脊柱两侧手法的操作要领</td><td rowspan="8"></td></tr>
<tr><td>2-2-6　能用侧擦法擦脊柱两侧</td></tr>
<tr><td>2-2-7　能用双手虚掌拍打背腰部</td></tr>
<tr><td>2-2-8　能用拇指指腹点揉肾俞穴</td></tr>
<tr><td>2-2-9　能用拇指与其余四指提捏背腰部</td></tr>
<tr><td>2-2-10　能用单手掌擦命门穴</td></tr>
<tr><td>2-2-11　能用单手掌擦八髎穴</td></tr>
<tr><td>2-2-12　能用手掌自上而下直推背腰部</td></tr>
<tr><td rowspan="6">2-3　下肢后侧部按摩</td><td>2-3-1　能用单手掌自上而下直推下肢后侧</td><td rowspan="6">下肢后侧部按摩</td><td rowspan="3">1）下肢后侧部按摩的相关知识
①下肢后侧部按摩常用手法的操作要领
②下肢后侧部按摩常用穴位的定位与作用
③下肢后侧部按摩注意事项</td><td rowspan="6">（1）方法：讲授法、演示法、实训（练习）法
（2）重点：下肢后侧部按摩操作</td><td rowspan="6">4</td></tr>
<tr><td>2-3-2　能用双手拿揉臀部及下肢后侧</td></tr>
<tr><td>2-3-3　能用立擦法擦臀部及下肢后侧</td></tr>
<tr><td>2-3-4　能用拇指指腹按压环跳、承扶、殷门、委中、承山等穴</td><td rowspan="3">2）下肢后侧部按摩操作
①单手掌自上而下直推下肢后侧
②双手拿揉臀部及下肢后侧
③立擦法擦臀部及下肢后侧
④拇指指腹按压环跳、承扶、殷门、委中、承山等穴</td></tr>
<tr><td>2-3-5　能用手指拿揉昆仑、太溪穴</td></tr>
<tr><td>2-3-6　能用双手空拳叩击臀部及下肢后侧</td></tr>
</table>

续表

<table>
<tr><th colspan="3">2.1.2　五级 / 初级职业技能培训要求</th><th colspan="4">2.2.2　五级 / 初级职业技能培训课程规范</th></tr>
<tr><th>职业功能模块（模块）</th><th>培训内容（课程）</th><th>技能目标</th><th>学习单元</th><th>课程内容</th><th>培训建议</th><th>课堂学时</th></tr>
<tr><td rowspan="15">2．全身按摩</td><td rowspan="4">2-3　下肢后侧部按摩</td><td>2-3-7　能用双手抱揉下肢后侧</td><td rowspan="4">下肢后侧部按摩</td><td rowspan="4">⑤手指拿揉昆仑、太溪穴
⑥双手空拳叩击臀部及下肢后侧
⑦双手抱揉下肢后侧
⑧双手推摩足底反射区
⑨手指拔伸趾关节
⑩手掌和空拳叩、擦足底</td><td rowspan="4">（3）难点：抱揉下肢后侧手法的操作要领</td><td rowspan="4"></td></tr>
<tr><td>2-3-8　能用双手推摩足底反射区</td></tr>
<tr><td>2-3-9　能用手指拔伸趾关节</td></tr>
<tr><td>2-3-10　能用手掌和空拳叩、擦足底</td></tr>
<tr><td rowspan="11">2-4　头面部按摩</td><td>2-4-1　能用拇指分抹印堂至太阳穴</td><td rowspan="11">头面部按摩</td><td rowspan="4">1）头面部按摩的相关知识
①头面部按摩常用手法的操作要领
②头面部按摩常用穴位的定位与作用
③头面部按摩注意事项</td><td rowspan="11">（1）方法：讲授法、演示法、实训（练习）法
（2）重点：头面部按摩操作
（3）难点：点揉五经手法的操作要领</td><td rowspan="11">4</td></tr>
<tr><td>2-4-2　能用大鱼际分推前额至太阳穴</td></tr>
<tr><td>2-4-3　能用双拇指由内向外轻摩眼眶</td></tr>
<tr><td>2-4-4　能用拇指和食指轻捏眉弓</td></tr>
<tr><td>2-4-5　能用拇指点按眼周穴位</td><td rowspan="7">2）头面部按摩操作
①拇指分抹印堂至太阳穴
②大鱼际分推前额至太阳穴
③双拇指由内向外轻摩眼眶
④拇指和食指轻捏眉弓
⑤拇指点按眼周穴位
⑥拇指推摩鼻翼两侧
⑦拇指推抹水沟至地仓穴
⑧四指指腹轻摩下颌至颊车穴
⑨四指指腹轻揉颊车至太阳穴
⑩拇指点揉五经并点按百会穴</td></tr>
<tr><td>2-4-6　能用拇指推摩鼻翼两侧</td></tr>
<tr><td>2-4-7　能用拇指推抹水沟至地仓穴</td></tr>
<tr><td>2-4-8　能用四指指腹轻摩下颌至颊车穴</td></tr>
<tr><td>2-4-9　能用四指指腹轻揉颊车至太阳穴</td></tr>
<tr><td>2-4-10　能用拇指点揉五经并点按百会穴</td></tr>
<tr><td>2-4-11　能用中指勾点风池、风府穴</td></tr>
</table>

续表

<table>
<tr><th colspan="3">2.1.2 五级 / 初级职业技能培训要求</th><th colspan="4">2.2.2 五级 / 初级职业技能培训课程规范</th></tr>
<tr><th>职业功能模块（模块）</th><th>培训内容（课程）</th><th>技能目标</th><th>学习单元</th><th>课程内容</th><th>培训建议</th><th>课堂学时</th></tr>
<tr><td rowspan="15">2．全身按摩</td><td rowspan="3">2–4 头面部按摩</td><td>2–4–12 能用十指指腹梳理头皮</td><td rowspan="3">头面部按摩</td><td rowspan="3">⑪中指勾点风池、风府穴
⑫十指指腹梳理头皮
⑬拇指和食指轻揉耳郭
⑭手掌振动鼓膜</td><td rowspan="3"></td><td rowspan="3"></td></tr>
<tr><td>2–4–13 能用拇指和食指轻揉耳郭</td></tr>
<tr><td>2–4–14 能用手掌振动鼓膜</td></tr>
<tr><td rowspan="7">2–5 胸腹部按摩</td><td>2–5–1 能用双手掌根按压双肩</td><td rowspan="7">胸腹部按摩</td><td rowspan="3">1）胸腹部按摩的相关知识
①胸腹部按摩常用手法的操作要领
②胸腹部按摩常用穴位的定位与作用
③胸腹部按摩注意事项</td><td rowspan="7">（1）方法：讲授法、演示法、实训（练习）法
（2）重点：胸腹部按摩操作
（3）难点：全手掌揉腹部手法的操作要领</td><td rowspan="7">4</td></tr>
<tr><td>2–5–2 能用双手掌分推胸部至两胁</td></tr>
<tr><td>2–5–3 能用双手提拉带脉</td></tr>
<tr><td>2–5–4 能用全手掌揉腹部</td><td rowspan="4">2）胸腹部按摩操作
①双手掌根按压双肩
②双手掌分推胸部至两胁
③双手提拉带脉
④全手掌揉腹部
⑤双手轻拿腹直肌
⑥拇指点压上脘、中脘、下脘、天枢、气海、关元穴
⑦全手掌摩腹</td></tr>
<tr><td>2–5–5 能用双手轻拿腹直肌</td></tr>
<tr><td>2–5–6 能用拇指点压上脘、中脘、下脘、天枢、气海、关元穴</td></tr>
<tr><td>2–5–7 能用全掌摩腹</td></tr>
<tr><td rowspan="5">2–6 上肢部按摩</td><td>2–6–1 能用单手掌直推上肢</td><td rowspan="5">上肢部按摩</td><td rowspan="3">1）上肢部按摩的相关知识
①上肢部按摩常用手法的操作要领
②上肢部按摩常用穴位的定位与作用
③上肢部按摩注意事项</td><td rowspan="5">（1）方法：讲授法、演示法、实训（练习）法
（2）重点：上肢部按摩操作</td><td rowspan="5">4</td></tr>
<tr><td>2–6–2 能用手掌拿揉手三阴经、手三阳经</td></tr>
<tr><td>2–6–3 能用拇指按揉腕关节</td></tr>
<tr><td>2–6–4 能用拇指点按曲池、手三里、内关、神门、合谷、劳宫穴</td><td rowspan="2">2）上肢部按摩操作
①单手掌直推上肢
②手掌拿揉手三阴经、手三阳经
③拇指按揉腕关节</td></tr>
<tr><td>2–6–5 能用拇指推按手掌</td></tr>
</table>

续表

2.1.2 五级 / 初级职业技能培训要求			2.2.2 五级 / 初级职业技能培训课程规范			
职业功能模块（模块）	培训内容（课程）	技能目标	学习单元	课程内容	培训建议	课堂学时
2．全身按摩	2-6 上肢部按摩	2-6-6 能用食指和中指拔伸指间关节	上肢部按摩	④拇指点按曲池、手三里、内关、神门、合谷、劳宫穴 ⑤拇指推按手掌 ⑥食指和中指拔伸指间关节 ⑦顺时针和逆时针摇腕关节 ⑧双手抖动上肢 ⑨双手摇肩关节	（3）难点：抖动上肢	
		2-6-7 能用手顺时针和逆时针摇腕关节				
		2-6-8 能用双手抖动上肢				
		2-6-9 能用双手摇肩关节				
	2-7 下肢前侧、内侧、外侧部按摩	2-7-1 能用单手掌自上而下直推下肢前侧、内侧、外侧	下肢前侧、内侧、外侧部按摩	1）下肢前侧、内侧、外侧部按摩的相关知识 ①下肢前侧、内侧、外侧部按摩常用手法的操作要领 ②下肢前侧、内侧、外侧部按摩常用穴位的定位与作用 ③下肢前侧、内侧、外侧部按摩注意事项	（1）方法：讲授法、演示法、实训（练习）法 （2）重点：下肢前侧、内侧、外侧部按摩操作 （3）难点：拨揉膝眼的手法操作	4
		2-7-2 能用双手拿揉下肢前侧、内侧、外侧				
		2-7-3 能用侧滚法滚下肢前侧、内侧				
		2-7-4 能用拇指拨揉膝眼		2）下肢前侧、内侧、外侧部按摩操作 ①单手掌自上而下直推下肢前侧、内侧、外侧 ②双手拿揉下肢前侧、内侧、外侧 ③侧滚法滚下肢前侧、内侧 ④拇指拨揉膝眼 ⑤拇指按揉血海、足三里、三阴交穴 ⑥双手抱揉膝关节 ⑦拇指拨足阳明胃经 ⑧双手虚掌拍打下肢前侧、内侧、外侧 ⑨拇指推摩足背 ⑩双手活动踝关节		
		2-7-5 能用拇指按揉血海、足三里、三阴交穴				
		2-7-6 能用双手抱揉膝关节				
		2-7-7 能用拇指拨足阳明胃经				
		2-7-8 能用双手虚掌拍打下肢前侧、内侧、外侧				
		2-7-9 能用拇指推摩足背				
		2-7-10 能用双手活动踝关节				

续表

<table>
<tr><td colspan="3">2.1.2　五级 / 初级职业技能培训要求</td><td colspan="4">2.2.2　五级 / 初级职业技能培训课程规范</td></tr>
<tr><td>职业功能模块（模块）</td><td>培训内容（课程）</td><td>技能目标</td><td>学习单元</td><td>课程内容</td><td>培训建议</td><td>课堂学时</td></tr>
<tr><td rowspan="12">2．全身按摩</td><td rowspan="12">2-8　背腰部精油按摩</td><td>2-8-1　能用双手掌对背腰部进行展油</td><td rowspan="12">背腰部精油按摩</td><td rowspan="4">1）背腰部精油按摩的相关知识
①背腰部精油按摩常用精油
②背腰部常用精油调配比例
③背腰部精油按摩注意事项</td><td rowspan="12">（1）方法：讲授法、演示法、实训（练习）法
（2）重点：背腰部精油按摩操作
（3）难点：指推棘突两侧手法的操作要领</td><td rowspan="12">4</td></tr>
<tr><td>2-8-2　能用双手拇指指腹或双拳自上而下推膀胱经</td></tr>
<tr><td>2-8-3　能用拇指推肩胛内侧缘</td></tr>
<tr><td>2-8-4　能用双手掌分推背腰部</td></tr>
<tr><td>2-8-5　能用双手掌提拿背腰部</td><td rowspan="8">2）背腰部精油按摩操作
①双手掌对背腰部进行展油
②双手拇指指腹或双拳自上而下推膀胱经
③拇指推肩胛内侧缘
④双手掌分推背腰部
⑤双手掌提拿背腰部
⑥双手掌擦命门穴
⑦双手拇指交叉自上而下推棘突两侧
⑧双手掌八卦揉腰部
⑨双手掌根按揉腰部
⑩双手拇指点揉肾俞穴
⑪叠掌自下而上擦督脉
⑫双手掌自下而上直推膀胱经</td></tr>
<tr><td>2-8-6　能用双手掌擦命门穴</td></tr>
<tr><td>2-8-7　能用双手拇指交叉自上而下推棘突两侧</td></tr>
<tr><td>2-8-8　能用双手掌八卦揉腰部</td></tr>
<tr><td>2-8-9　能用双手掌根按揉腰部</td></tr>
<tr><td>2-8-10　能用双手拇指点揉肾俞穴</td></tr>
<tr><td>2-8-11　能用叠掌自下而上擦督脉</td></tr>
<tr><td>2-8-12　能用双手掌自下而上直推膀胱经</td></tr>
<tr><td rowspan="4">3．足部按摩</td><td rowspan="4">3-1　浴足</td><td>3-1-1　能对泡脚器具进行清洁、消毒</td><td rowspan="4">浴足</td><td rowspan="2">1）浴足的相关知识
①浴足的常用手法
②浴足的常用反射区
③浴足的注意事项</td><td rowspan="4">（1）方法：讲授法、演示法、实训（练习）法
（2）重点：浴足操作</td><td rowspan="4">3</td></tr>
<tr><td>3-1-2　能调试水温在 39～43 ℃之间</td></tr>
<tr><td>3-1-3　能为宾客拿捏、揉洗双足</td><td rowspan="2">2）浴足操作
①对泡脚器具进行清洁、消毒
②准备泡脚水并调试水温
③浸湿小腿部位</td></tr>
<tr><td>3-1-4　能为宾客擦干双足</td></tr>
</table>

续表

2.1.2 五级 / 初级职业技能培训要求			2.2.2 五级 / 初级职业技能培训课程规范			
职业功能模块（模块）	培训内容（课程）	技能目标	学习单元	课程内容	培训建议	课堂学时
3．足部按摩	3-1 浴足	3-1-5 能用毛巾包脚保温	浴足	④搓洗脚内侧、脚外侧、脚心、脚背、脚趾缝、小腿腓肠肌 ⑤擦干双足 ⑥包脚保温 ⑦对双脚进行放松	(3) 难点：搓洗脚内侧、脚外侧、脚心、脚背、脚趾缝、小腿腓肠肌的手法操作	
		3-1-6 能用双手搓揉等手法对双脚进行放松				
	3-2 足底部按摩	3-2-1 能检查足部心脏反射区	足底部按摩	1）足底部按摩的相关知识 ①足底部按摩的常用手法 ②足底部按摩的常用反射区 ③足底部按摩的注意事项	(1) 方法：讲授法、演示法、实训(练习)法 (2) 重点：足底部按摩操作 (3) 难点：用食指扣拳法刮压输尿管反射区	8
		3-2-2 能对肾上腺反射区进行按摩				
		3-2-3 能对肾反射区进行按摩		2）足底部按摩操作 ①食指关节点压肾上腺反射区 ②食指关节点压肾反射区 ③食指扣拳法刮压腹腔神经丛反射区 ④食指扣拳法刮压输尿管反射区 ⑤拇指推压尿道反射区 ⑥拇指推压膀胱反射区 ⑦敲击、叩击、搓揉对足部进行放松结束		
		3-2-4 能对腹腔神经丛反射区进行按摩				
		3-2-5 能对输尿管反射区进行按摩				
		3-2-6 能对尿道反射区进行按摩				
		3-2-7 能对膀胱反射区进行按摩				
	3-3 放松整理	3-3-1 能对膝关节运用按揉等手法进行放松	放松整理	1）放松整理的相关知识 ①放松整理的常用手法 ②放松整理的相关部位 ③放松整理的注意事项	(1) 方法：讲授法、演示法、实训(练习)法 (2) 重点：放松整理操作 (3) 难点：用双手搓揉等手法对双脚进行放松	3
		3-3-2 能用空心拳、提拿手法等放松整理小腿部		2）放松整理操作 ①双手搓揉等手法对单脚进行放松 ②双手搓揉等手法对双脚进行放松 ③双手搓揉等手法对小腿进行放松 ④双手搓揉等手法对膝关节进行放松 ⑤为受术者清洗残留按摩介质		
		3-3-3 能为受术者清洗残留按摩介质				
		3-3-4 能用双手拍打法等整理足背				

续表

<table>
<tr><td colspan="3">2.1.2　五级 / 初级职业技能培训要求</td><td colspan="4">2.2.2　五级 / 初级职业技能培训课程规范</td></tr>
<tr><td>职业功能模块（模块）</td><td>培训内容（课程）</td><td>技能目标</td><td>学习单元</td><td>课程内容</td><td>培训建议</td><td>课堂学时</td></tr>
<tr><td rowspan="14">4．脊柱按摩</td><td rowspan="11">4-1　背腰部保健按摩</td><td>4-1-1　能用双手拿揉颈肩部</td><td rowspan="11">背腰部按摩</td><td rowspan="4">1）背腰部按摩的相关知识
①背腰部按摩的常用手法
②背腰部按摩的常用穴位
③背腰部按摩的注意事项</td><td rowspan="11">（1）方法：讲授法、演示法、实训（练习）法
（2）重点：背腰部按摩操作
（3）难点：按压颈椎、胸椎、腰椎棘突两侧手法的操作要领</td><td rowspan="11">4</td></tr>
<tr><td>4-1-2　能用拇指指腹按压颈椎、胸椎、腰椎棘突两侧</td></tr>
<tr><td>4-1-3　能用手掌直推背腰部</td></tr>
<tr><td>4-1-4　能用手掌按揉背腰部</td></tr>
<tr><td>4-1-5　能用拇指弹拨足太阳膀胱经</td><td rowspan="7">2）背腰部按摩操作
①双手拿揉颈肩部
②拇指指腹按压颈椎、胸椎、腰椎棘突两侧
③手掌直推背腰部
④手掌按揉背腰部
⑤拇指弹拨足太阳膀胱经
⑥手掌按压足太阳膀胱经
⑦小鱼际擦脊柱两侧
⑧虚掌拍打背腰部
⑨拇指点揉背俞穴
⑩手掌擦命门穴
⑪手掌擦八髎穴</td></tr>
<tr><td>4-1-6　能用手掌按压足太阳膀胱经</td></tr>
<tr><td>4-1-7　能用小鱼际擦脊柱两侧</td></tr>
<tr><td>4-1-8　能用虚掌拍打背腰部</td></tr>
<tr><td>4-1-9　能用拇指点揉背俞穴</td></tr>
<tr><td>4-1-10　能用手掌擦命门穴</td></tr>
<tr><td>4-1-11　能用手掌擦八髎穴</td></tr>
<tr><td rowspan="3">4-2　腹部保健按摩</td><td>4-2-1　能用手掌做揉腹</td><td rowspan="3">腹部按摩</td><td>1）腹部按摩的相关知识
①腹部按摩的常用手法
②腹部按摩的常用穴位
③腹部按摩的注意事项</td><td rowspan="3">（1）方法：讲授法、演示法、实训（练习）法
（2）重点：腹部按摩操作
（3）难点：点揉腧穴手法的操作要领</td><td rowspan="3">3</td></tr>
<tr><td>4-2-2　能用双手提拿腹直肌</td><td rowspan="2">2）腹部按摩操作
①全掌揉腹
②双手提拿腹直肌
③拇指点揉中脘、天枢、气海、关元等穴</td></tr>
<tr><td>4-2-3　能用拇指点揉中脘、天枢、气海、关元等穴</td></tr>
</table>

续表

2.1.2 五级 / 初级职业技能培训要求			2.2.2 五级 / 初级职业技能培训课程规范			
职业功能模块（模块）	培训内容（课程）	技能目标	学习单元	课程内容	培训建议	课堂学时
5．反射疗法	5–1 耳部反射区位置	5–1–1 能用语言准确描述耳部脏腑反射区的名称	耳部脏腑反射区位置	1）耳部反射区位置的相关知识 ①耳部反射区位置查找方法 ②耳部反射区位置查找注意事项	（1）方法：讲授法、演示法、实训（练习）法 （2）重点：查找耳部脏腑反射区位置 （3）难点：查找耳部肾反射区位置	4
		5–1–2 能准确找出耳部脏腑反射区的位置		2）查找耳部脏腑反射区位置 ①心 ②肝 ③脾 ④肺 ⑤肾 ⑥胃 ⑦胰胆 ⑧小肠 ⑨大肠 ⑩膀胱 ⑪三焦		
	5–2 手部反射区位置	5–2–1 能用语言准确描述手部脏腑反射区的名称	手部脏腑反射区位置	1）手部反射区位置的相关知 ①手部反射区位置查找方法 ②手部反射区位置查找注意事项	（1）方法：讲授法、演示法、实训（练习）法 （2）重点：查找手部脏腑反射区位置 （3）难点：查找手部三焦反射区位置	3
		5–2–2 能准确找出手部脏腑反射区的位置		2）查找手部脏腑反射区位置 ①心 ②肝 ③脾 ④肺 ⑤肾 ⑥胃 ⑦胰胆 ⑧小肠 ⑨大肠 ⑩膀胱 ⑪三焦		

续表

2.1.2 五级 / 初级职业技能培训要求			2.2.2 五级 / 初级职业技能培训课程规范			
职业功能模块（模块）	培训内容（课程）	技能目标	学习单元	课程内容	培训建议	课堂学时
6．按摩后工作	6–1 按摩后服务	6–1–1 能帮助受术者起身 6–1–2 能嘱咐受术者多运动，以增强体质 6–1–3 能嘱咐受术者饮食清淡，少食油腻食物	按摩后的服务工作	1）按摩后的服务工作要点 2）按摩后饮食及保养建议	（1）方法：讲授法、演示法、实训（练习）法 （2）重点与难点：按摩后的服务工作要点	1
	6–2 操作间整理	6–2–1 能将用品、用具合理摆放 6–2–2 能对操作间环境卫生进行清理	按摩后的整理工作	1）用品、用具摆放 2）操作间环境卫生清理	（1）方法：讲授法、演示法、实训（练习）法 （2）重点与难点：操作间环境卫生清理	1
课堂学时合计						65

附录 3 四级 / 中级职业技能培训要求与课程规范对照表

2.1.3 四级 / 中级职业技能培训要求			2.2.3 四级 / 中级职业技能培训课程规范			
职业功能模块（模块）	培训内容（课程）	技能目标	学习单元	课程内容	培训建议	课堂学时
1．按摩前工作	1–1 接待	1–1–1 能按照不同民族的风俗习惯进行接待 1–1–2 能根据宾客需求介绍不同按摩服务项目	接待服务	1）接待的作用和主要职能 2）不同民族和地区的风俗习惯 3）介绍服务项目	（1）方法：讲授法、演示法、实训（练习）法 （2）重点：介绍服务项目 （3）难点：不同民族和地区的风俗习惯	1
	1–2 咨询	1–2–1 能解答宾客对服务项目的询问 1–2–2 能向宾客介绍按摩的作用及其原理	服务项目推荐	1）项目推荐 2）服务流程	（1）方法：讲授法、演示法、实训（练习）法 （2）重点与难点：服务流程	1

续表

<table>
<tr><th colspan="3">2.1.3　四级 / 中级职业技能培训要求</th><th colspan="4">2.2.3　四级 / 中级职业技能培训课程规范</th></tr>
<tr><th>职业功能模块（模块）</th><th>培训内容（课程）</th><th>技能目标</th><th>学习单元</th><th>课程内容</th><th>培训建议</th><th>课堂学时</th></tr>
<tr><td rowspan="3">1．按摩前工作</td><td rowspan="3">1–3　操作间准备</td><td>1–3–1　能根据不同季节、地区合理布置操作间</td><td rowspan="3">环境与器具准备</td><td>1）不同季节、地区操作间的布置</td><td rowspan="3">（1）方法：讲授法、演示法、实训（练习）法
（2）重点：操作间器具的清洁、消毒
（3）难点：根据季节和地区不同布置操作间</td><td rowspan="3">1</td></tr>
<tr><td rowspan="2">1–3–2　能对按摩器具进行清洁、消毒</td><td>2）操作间器具清洁、消毒</td></tr>
<tr><td>3）个人及环境卫生准备</td></tr>
<tr><td rowspan="10">2．全身按摩</td><td rowspan="10">2–1　食欲不振按摩</td><td>2–1–1　能用双拇指按揉梁门、滑肉门、太乙等穴</td><td rowspan="10">食欲不振按摩</td><td rowspan="4">1）食欲不振的相关知识
①表现
②原因
③常用的按摩手法及常用穴位
④注意事项</td><td rowspan="10">（1）方法：讲授法、演示法、实训（练习）法
（2）重点：拇指指振上脘、中脘、下脘、天枢、气海等穴
（3）难点：叠掌揉上腹部</td><td rowspan="10">5</td></tr>
<tr><td>2–1–2　能用双手掌快速分推两胁</td></tr>
<tr><td>2–1–3　能用双拇指直推腹部任脉</td></tr>
<tr><td>2–1–4　能用叠掌揉上腹部</td></tr>
<tr><td>2–1–5　能用拇指指振上脘、中脘、下脘、天枢、气海等穴</td><td rowspan="6">2）食欲不振按摩的操作
①双拇指按揉梁门、滑肉门、太乙等穴
②双手掌快速分推两胁
③双拇指直推腹部任脉
④叠掌揉上腹部
⑤拇指指振上脘、中脘、下脘、天枢、气海等穴
⑥双手多指提拿腹直肌
⑦拇指点揉足三里穴
⑧双手拇指点按脾俞、胃俞、三焦俞等穴
⑨拇指与其余四指提捏背腰部
⑩双手掌自上而下直推背部膀胱经</td></tr>
<tr><td>2–1–6　能用双手多指提拿腹直肌</td></tr>
<tr><td>2–1–7　能用拇指点揉足三里穴</td></tr>
<tr><td>2–1–8　能用双手拇指点按脾俞、胃俞、三焦俞等穴</td></tr>
<tr><td>2–1–9　能用拇指与其余四指提捏背腰部</td></tr>
<tr><td>2–1–10　能用双手掌自上而下直推背部膀胱经</td></tr>
</table>

续表

<table>
<tr><th colspan="3">2.1.3　四级 / 中级职业技能培训要求</th><th colspan="4">2.2.3　四级 / 中级职业技能培训课程规范</th></tr>
<tr><th>职业功能模块（模块）</th><th>培训内容（课程）</th><th>技能目标</th><th>学习单元</th><th>课程内容</th><th>培训建议</th><th>课堂学时</th></tr>
<tr><td rowspan="13">2．全身按摩</td><td rowspan="8">2–2　胸闷按摩</td><td>2–2–1　能用掌根按压双肩</td><td rowspan="8">胸闷按摩</td><td rowspan="3">1）胸闷的相关知识
①表现
②原因
③常用的按摩手法及常用穴位
④注意事项</td><td rowspan="8">（1）方法：讲授法、演示法、实训（练习）法
（2）重点：拇指点按膻中、中府、云门、期门穴
（3）难点：双拇指点揉肺俞、心俞、肝俞穴</td><td rowspan="8">5</td></tr>
<tr><td>2–2–2　能用双手掌沿肋间隙分推至两胁</td></tr>
<tr><td>2–2–3　能用拇指点按膻中、中府、云门、期门穴</td></tr>
<tr><td>2–2–4　能用拇指点揉曲池、手三里、合谷、内关、神门等穴</td><td rowspan="5">2）胸闷按摩的操作
①掌根按压双肩
②双手掌沿肋间隙分推至两胁
③拇指点按膻中、中府、云门、期门穴
④拇指点揉曲池、手三里、合谷、内关、神门等穴
⑤手掌揉腹部
⑥叠掌按揉背腰部
⑦双拇指点揉肺俞、心俞、肝俞穴
⑧双手掌自上而下直推背腰部</td></tr>
<tr><td>2–2–5　能用手掌揉腹部</td></tr>
<tr><td>2–2–6　能用叠掌按揉背腰部</td></tr>
<tr><td>2–2–7　能用双手拇指点揉肺俞、心俞、肝俞穴</td></tr>
<tr><td>2–2–8　能用双手掌自上而下直推背腰部</td></tr>
<tr><td rowspan="5">2–3　头部不适按摩</td><td>2–3–1　能用双手拇指交替分推印堂至太阳穴</td><td rowspan="5">头部不适按摩</td><td rowspan="3">1）头部不适的相关知识
①表现
②原因
③常用的按摩手法及常用穴位
④注意事项</td><td rowspan="5">（1）方法：讲授法、演示法、实训（练习）法
（2）重点：双拇指按揉攒竹至百会穴</td><td rowspan="5">5</td></tr>
<tr><td>2–3–2　能用大鱼际分推前额至头两侧</td></tr>
<tr><td>2–3–3　能用双手拇指点揉太阳、头维等穴</td></tr>
<tr><td>2–3–4　能用双手拇指按揉攒竹至百会穴</td><td rowspan="2">2）头部不适的按摩操作
①双手拇指交替分推印堂至太阳穴
②大鱼际分推前额至头两侧</td></tr>
<tr><td>2–3–5　能用双手十指指腹揉头部两侧少阳经</td></tr>
</table>

续表

2.1.3 四级 / 中级职业技能培训要求			2.2.3 四级 / 中级职业技能培训课程规范			
职业功能模块（模块）	培训内容（课程）	技能目标	学习单元	课程内容	培训建议	课堂学时
2．全身按摩	2-3 头部不适按摩	2-3-6 能用双手拇指按揉百会、四神聪等穴	头部不适按摩	③双手拇指点揉太阳、头维等穴 ④双手拇指按揉攒竹至百会穴 ⑤双手十指指腹揉头部两侧少阳经 ⑥两手拇指按揉百会、四神聪等穴 ⑦双手十指指端梳理头部 ⑧双手拿揉颈肩部	（3）难点：双手十指指腹揉头部两侧少阳经	
		2-3-7 能用双手十指指端梳理头部				
		2-3-8 能用双手拿揉颈肩部				
	2-4 颈肩部酸沉按摩	2-4-1 能用单手多指自上而下拿揉颈项部	颈肩部酸沉按摩	1）颈肩部酸沉的相关知识 ①表现 ②原因 ③常用的按摩手法及常用穴位 ④注意事项	（1）方法：讲授法、演示法、实训（练习）法 （2）重点：双手拇指点按风池、风府、肩井、天宗等穴 （3）难点：手拇指自上而下拨揉颈项部	5
		2-4-2 能用双手十指交叉以掌根相对用力挤压颈项部				
		2-4-3 能用双手掌自大椎穴向两侧分推经肩部至肘部		2）颈肩部酸沉的按摩操作 ①单手多指自上而下拿揉颈项部 ②双手十指交叉以掌根相对用力挤压颈项部 ③双手掌自大椎穴向两侧分推经肩部至肘部 ④双手拇指点按风池、风府、肩井、天宗等穴 ⑤拇指点揉受术者冈上肌及肩胛内侧缘 ⑥手拇指自上而下拨揉颈项部 ⑦双手由内向外拿揉肩部 ⑧侧击法叩击肩背部		
		2-4-4 能用双手拇指点按风池、风府、肩井、天宗等穴				
		2-4-5 能用拇指点揉冈上肌及肩胛内侧缘				
		2-4-6 能用双手拇指自上而下拨揉颈项部				
		2-4-7 能用双手由内向外拿揉肩部				
		2-4-8 能用侧击法叩击肩背部				

续表

2.1.3 四级 / 中级职业技能培训要求			2.2.3 四级 / 中级职业技能培训课程规范			
职业功能模块（模块）	培训内容（课程）	技能目标	学习单元	课程内容	培训建议	课堂学时
2．全身按摩	2–5 四肢酸沉按摩	2–5–1 能用单手掌自手腕直推至肩部 2–5–2 能用单手自上而下拿揉上肢 2–5–3 能用拇指点按肩井、曲池、曲泽、手三里、合谷等穴	四肢酸沉按摩	1）四肢酸沉的相关知识 ①表现 ②原因 ③常用的按摩手法及常用穴位 ④注意事项	（1）方法：讲授法、演示法、实训（练习）法 （2）重点：四肢酸沉的按摩操作	5
		2–5–4 能用单手五指与受术者五指交叉相握，按顺时针、逆时针方向摇动腕关节 2–5–5 能用双手拇指及虎口自下而上直推上肢内侧、外侧 2–5–6 能用双手按顺时针、逆时针摇动肩关节 2–5–7 能用单手自上而下直推下肢前侧、内侧、外侧 2–5–8 能用双手自上而下拿揉下肢 2–5–9 能用双手抱揉膝关节 2–5–10 能用拇指指腹点揉阴陵泉、地机、三阴交、足三里、上巨虚、丰隆、下巨虚等穴 2–5–11 能用双手虚掌拍打下肢		2）四肢酸沉的按摩操作 **受术者仰卧位：** ①单手掌自手腕直推至肩部 ②单手自上而下拿揉上肢 ③拇指点按肩井、曲池、曲泽、手三里、合谷等穴 ④单手五指与受术者五指交叉相握，按顺时针、逆时针方向摇动腕关节 ⑤双手拇指及虎口自下而上直推上肢内侧、外侧 ⑥双手按顺时针、逆时针摇动肩关节 ⑦单手自上而下直推下肢前侧、内侧、外侧 ⑧双手自上而下拿揉下肢 ⑨双手抱揉膝关节 ⑩拇指指腹点揉阴陵泉、地机、三阴交、足三里、上巨虚、丰隆、下巨虚等穴 ⑪双手虚掌拍打下肢		

续表

2.1.3 四级 / 中级职业技能培训要求			2.2.3 四级 / 中级职业技能培训课程规范			
职业功能模块（模块）	培训内容（课程）	技能目标	学习单元	课程内容	培训建议	课堂学时
2．全身按摩	2-5 四肢酸沉按摩	2-5-12 能用单手掌直推下肢后侧 2-5-13 能用双手拿揉下肢后侧 2-5-14 能用立擦法擦下肢后侧 2-5-15 能用双手拇指点按环跳、承扶、殷门、委阳、承山、昆仑、太溪等穴 2-5-16 能用双手抱揉下肢后侧 2-5-17 能用双手空拳叩击下肢后侧 2-5-18 能用双手屈伸膝关节和踝关节	四肢酸沉按摩	**受术者俯卧位：** ①单手掌直推下肢后侧 ②双手拿揉下肢后侧 ③立擦法擦下肢后侧 ④双手拇指点按环跳、承扶、殷门、委阳、承山、昆仑、太溪等穴 ⑤双手抱揉下肢后侧 ⑥双手空拳叩击下肢后侧 ⑦用双手屈伸膝关节和踝关节	（3）难点：双手抱揉膝关节的操作要领	
	2-6 焦虑紧张按摩	2-6-1 能用拇指指腹轻揉印堂、神庭、太阳穴 2-6-2 能用双手拇指指腹分抹前额 2-6-3 能用十指指腹梳理头皮 2-6-4 能用双手中指指腹勾点风池、风府等穴 2-6-5 能用双手掌分推胸部至两胁 2-6-6 能用双手掌重叠揉腹部 2-6-7 能用双手拇指指腹自上而下拨揉膀胱经	焦虑紧张按摩	1）焦虑紧张的相关知识 ①定义 ②原因 ③表现 ④常用的按摩手法及常用穴位 ⑤注意事项 2）焦虑紧张的按摩操作 **受术者仰卧位：** ①拇指指腹轻揉印堂、神庭、太阳穴 ②双手拇指指腹分抹前额 ③十指指腹梳理头皮 ④双手中指指腹勾点风池、风府等穴 ⑤双手掌分推胸部至两胁 ⑥双手掌重叠揉腹部	（1）方法：讲授法、演示法、实训（练习）法 （2）重点：拇指指腹轻揉印堂、神庭、太阳穴	5

续表

2.1.3 四级 / 中级职业技能培训要求			2.2.3 四级 / 中级职业技能培训课程规范			
职业功能模块（模块）	培训内容（课程）	技能目标	学习单元	课程内容	培训建议	课堂学时
2．全身按摩	2-6 焦虑紧张按摩	2-6-8 能用拇指指腹拨揉心俞、肝俞、脾俞、肾俞、涌泉等穴 2-6-9 能用双手掌自上而下直推背腰部	焦虑紧张按摩	**受术者俯卧位：** ①双手拇指指腹自上而下拨揉膀胱经 ②拇指指腹拨揉心俞、肝俞、脾俞、肾俞、涌泉等穴 ③双手掌自上而下直推背腰部	（3）难点：双手掌重叠揉腹部	
	2-7 睡眠不佳按摩	2-7-1 能用拇指指腹点揉太阳、攒竹、鱼腰、百会、四神聪等穴 2-7-2 能用中指勾点风池、风府等穴 2-7-3 能用叠掌揉腹 2-7-4 能用拇指指腹点揉中府、膻中、天枢、气海等穴 2-7-5 能用双手拇指指腹自上而下直推两侧膀胱经 2-7-6 能用拇指指腹拨揉心俞、脾俞、肝俞、肾俞等穴 2-7-7 能用双手掌自上而下直推背腰部	睡眠不佳按摩	1）睡眠不佳的相关知识 ①定义 ②原因 ③表现 ④常用的按摩手法及常用穴位 ⑤注意事项 2）睡眠不佳的按摩操作 **受术者仰卧位：** ①拇指指腹点揉太阳、攒竹、鱼腰、百会、四神聪等穴 ②中指勾点风池、风府等穴 ③叠掌揉腹 ④拇指指腹点揉中府、膻中、天枢、气海等穴 **受术者俯卧位：** ①双手拇指指腹自上而下直推两侧膀胱经 ②拇指指腹拨揉心俞、脾俞、肝俞、肾俞等穴 ③双手掌自上而下直推背腰部	（1）方法：讲授法、演示法、实训（练习）法 （2）重点：拇指指腹点揉太阳、攒竹、鱼腰、百会、四神聪等穴 （3）难点：叠掌揉腹	5
	2-8 记忆力减退按摩	2-8-1 能用双手重叠揉腹 2-8-2 能用食指、中指、无名指点压上脘、中脘、下脘等穴 2-8-3 能用拇指和食指点压天枢穴	记忆力减退按摩	1）记忆力减退的相关知识 ①定义 ②原因 ③表现 ④常用的按摩手法及常用穴位 ⑤注意事项	（1）方法：讲授法、演示法、实训（练习）法	5

续表

2.1.3 四级 / 中级职业技能培训要求			2.2.3 四级 / 中级职业技能培训课程规范			
职业功能模块（模块）	培训内容（课程）	技能目标	学习单元	课程内容	培训建议	课堂学时
2．全身按摩	2-8 记忆力减退按摩	2-8-4 能用食指、中指点按气海、关元等穴	记忆力减退按摩	2）记忆力减退的按摩操作 ①双手重叠揉腹 ②食指、中指、无名指点压上脘、中脘、下脘等穴 ③拇指和食指点压天枢穴 ④食指、中指点按气海、关元等穴 ⑤双手大鱼际分推前额 ⑥拇指指腹点揉太阳、百会、四神聪、印堂、头维等穴 ⑦十指指端梳理头皮 ⑧拇指点揉脾俞、胃俞、三焦俞、肾俞穴（补法） ⑨手掌擦命门穴 ⑩双手掌自上而下直推背腰部	（2）重点：拇指指腹点揉太阳、百会、四神聪、印堂、头维等穴 （3）难点：拇指点揉脾俞、胃俞、三焦俞、肾俞穴（补法）	
		2-8-5 能用双手大鱼际分推前额				
		2-8-6 能用拇指指腹点揉太阳、百会、四神聪、印堂、头维等穴				
		2-8-7 能用十指指端梳理头皮				
		2-8-8 能用拇指点揉脾俞、胃俞、三焦俞、肾俞穴（补法）				
		2-8-9 能用手掌擦命门穴				
		2-8-10 能用双手掌自上而下直推背腰部				
	2-9 经络精油按摩	2-9-1 能对手太阴肺经进行精油按摩	经络精油按摩	1）经络精油按摩相关知识 ①精油的来源 ②精油的特点 ③精油的作用	（1）方法：讲授法、演示法、实训（练习）法	5
		2-9-2 能对手少阴心经进行精油按摩				
		2-9-3 能对手厥阴心包经进行精油按摩				
		2-9-4 能对手阳明大肠经进行精油按摩		2）经络精油按摩操作 **手三阴经精油按摩** ①手太阴肺经精油按摩 ②手少阴心经精油按摩 ③手厥阴心包经精油按摩		
		2-9-5 能对手太阳小肠经进行精油按摩				
		2-9-6 能对手少阳三焦经进行精油按摩				

续表

2.1.3　四级 / 中级职业技能培训要求			2.2.3　四级 / 中级职业技能培训课程规范			
职业功能模块（模块）	培训内容（课程）	技能目标	学习单元	课程内容	培训建议	课堂学时
2．全身按摩	2-9　经络精油按摩	2-9-7　能对足太阴脾经进行精油按摩	经络精油按摩	**手三阳经精油按摩** ①手阳明大肠经精油按摩 ②手太阳小肠经精油按摩 ③手少阳三焦经精油按摩 **足三阴经精油按摩** ①足太阴脾经精油按摩 ②足少阴肾经精油按摩 ③足厥阴肝经精油按摩 **足三阳经精油按摩** ①足阳明胃经精油按摩 ②足太阳膀胱经精油按摩 ③足少阳胆经精油按摩	（2）重点与难点：足三阳经精油按摩	
		2-9-8　能对足少阴肾经进行精油按摩				
		2-9-9　能对足厥阴肝经进行精油按摩				
		2-9-10　能对足阳明胃经进行精油按摩				
		2-9-11　能对足太阳膀胱经进行精油按摩				
		2-9-12　能对足少阳胆经进行精油按摩				
3．足部按摩	3-1　按摩介质的选择	3-1-1　能根据宾客的足部肤质推荐适宜的按摩介质	按摩介质的类别与使用	1）足部按摩常用按摩介质	（1）方法：讲授法、演示法、实训（练习）法 （2）重点：足部按摩常用按摩介质 （3）难点：按摩介质的使用	2
		3-1-2　能正确使用不同的按摩介质		2）按摩介质的使用 ①按摩介质的使用方法 ②推荐适宜的按摩介质 ③注意事项		
	3-2　足底、足内、足外、足背部按摩	3-2-1　能按肾上腺、肾、腹腔神经丛、输尿管、尿道、膀胱、踇趾额窦、垂体、小脑及脑干、三叉神经、鼻、大脑、颈项、眼、耳、甲状旁腺、甲状腺、斜方肌、肺及支气管、心、脾、肝、胆、胃、胰、十二指肠、横结肠、降结肠、乙状结肠及直肠、升结肠、肛门、盲肠及阑尾、回盲瓣、小肠、生殖腺反射区的顺序按摩	足底、足内、足外、足背部按摩	1）足部按摩相关知识 ①足部按摩常用反射区 ②足部按摩常用手法	（1）方法：讲授法、演示法、实训（练习）法	20

续表

2.1.3 四级 / 中级职业技能培训要求			2.2.3 四级 / 中级职业技能培训课程规范			
职业功能模块（模块）	培训内容（课程）	技能目标	学习单元	课程内容	培训建议	课堂学时
3．足部按摩	3-2 足底、足内、足外、足背部按摩	3-2-2 能按颈椎、胸椎、腰椎、骶骨、尾骨、子宫或前列腺、尿道及阴道、内侧髋关节、直肠及肛门、腹股沟反射区的顺序按摩 3-2-3 能按生殖腺、外侧臀部及坐骨神经、膝、肘、肩、肩胛骨、外侧髋关节、下腹部反射区的顺序按摩 3-2-4 能按上颌、下颌、扁桃体、喉、气管及食管、胸部淋巴、内耳迷路、胸部或乳房、横膈膜、内外肋骨、上身淋巴、下身淋巴反射区的顺序按摩	足底、足内、足外、足背部按摩	2）足部按摩操作 ①肾上腺、肾、腹腔神经丛、输尿管、尿道、膀胱、踇趾额窦、垂体、小脑及脑干、三叉神经、鼻、大脑、颈项、眼、耳、甲状旁腺、甲状腺、斜方肌、肺及支气管、心、脾、肝、胆、胃、胰、十二指肠、横结肠、降结肠、乙状结肠及直肠、升结肠、肛门、盲肠及阑尾、回盲瓣、小肠、生殖腺反射区按摩 ②颈椎、胸椎、腰椎、骶骨、尾骨、子宫或前列腺、尿道及阴道、内侧髋关节、直肠及肛门、腹股沟反射区按摩 ③生殖腺、外侧臀部及坐骨神经、膝、肘、肩、肩胛骨、外侧髋关节、下腹部反射区按摩 ④上颌、下颌、扁桃体、喉、气管及食管、胸部淋巴、内耳迷路、胸部或乳房、横膈膜、内外肋骨、上身淋巴、下身淋巴反射区按摩	（2）重点：足部按摩操作 （3）难点：足部按摩常用反射区	
4．脊柱按摩	4-1 俯、仰卧位脊柱按摩	4-1-1 能用手掌自上而下直推背腰部 4-1-2 能用双手自内向外拿揉肩部 4-1-3 能用手掌自上而下按揉背腰部 4-1-4 能用拇指弹拨足太阳膀胱经	俯、仰卧位脊柱按摩	1）俯、仰卧位脊柱按摩相关知识 ①背腰部、颈肩部骨骼、肌肉 ②肺俞、心俞、膈俞、肝俞、脾俞、肾俞、大肠俞等穴位的定位及主要作用 ③揉法、拿法、拨法、按法、推法、擦法、拍打法等手法的施术要领及注意事项	（1）方法：讲授法、演示法、实训（练习）法	6

续表

2.1.3 四级 / 中级职业技能培训要求			2.2.3 四级 / 中级职业技能培训课程规范			
职业功能模块（模块）	培训内容（课程）	技能目标	学习单元	课程内容	培训建议	课堂学时
4．脊柱按摩	4-1 俯、仰卧位脊柱按摩	4-1-5 能用拇指点按肺俞、心俞、膈俞、肝俞、脾俞、肾俞、大肠俞等穴	俯、仰卧位脊柱按摩	2）俯、仰卧位脊柱按摩操作 **受术者俯卧位：** ①手掌自上而下直推背腰部 ②双手自内向外拿揉肩部 ③手掌自上而下按揉背腰部 ④拇指弹拨足太阳膀胱经 ⑤拇指点按肺俞、心俞、膈俞、肝俞、脾俞、肾俞、大肠俞等穴 ⑥前臂擦脊柱两侧 ⑦虚掌拍打背腰部 **受术者仰卧位：** ①左右牵拉颈项部 ②左右牵拉背腰部	（2）重点：揉法、拿法、拨法、按法、推法、擦法、拍打法等手法的施术要领及注意事项 （3）难点：俯卧位、仰卧位脊柱按摩操作	
		4-1-6 能用前臂擦脊柱两侧				
		4-1-7 能用虚掌拍打背腰部				
		4-1-8 能左右牵拉颈项部				
		4-1-9 能左右牵拉背腰部				
	4-2 坐位脊柱按摩	4-2-1 能用拔伸法向上拔伸颈项部	坐位脊柱按摩	1）坐位脊柱按摩相关知识 ①拔伸法的操作要领及注意事项 ②提胸过伸法的操作要领及注意事项	（1）方法：讲授法、演示法、实训（练习）法 （2）重点与难点：提胸过伸法提拉胸椎	2
		4-2-2 能用提胸过伸法提拉胸椎		2）坐位脊柱按摩操作 ①拔伸法向上拔伸颈项部 ②提胸过伸法提拉胸椎		
5．反射疗法	5-1 耳、手部反射区检查	5-1-1 能运用望、闻、问、触四诊对耳部主要反射区检查	（1）耳部反射区检查	1）耳部重要反射区的定位	（1）方法：讲授法、演示法、实训（练习）法 （2）重点：耳部重要反射区的定位 （3）难点：耳部反射区检查方法	5
				2）耳部反射区检查方法 ①望诊 ②闻诊 ③问诊 ④触诊		
				3）耳部反射区与健康的关系		
		5-1-2 能对手指、手纹进行检查	（2）手部反射区检查	1）手指、手掌反射区定位	（1）方法：讲授法、演示法、实训（练习）法 （2）重点与难点：手指、手纹与健康的关系	5
				2）手指、手纹与健康的关系		

续表

2.1.3 四级 / 中级职业技能培训要求			2.2.3 四级 / 中级职业技能培训课程规范			
职业功能模块（模块）	培训内容（课程）	技能目标	学习单元	课程内容	培训建议	课堂学时
5．反射疗法	5-2 足底、足内、足外、足背部反射区按摩	5-2-1 能按肾上腺、肾、腹腔神经丛、输尿管、尿道、膀胱、踇趾额窦、垂体、小脑及脑干、三叉神经、鼻、大脑、颈项、眼、耳、甲状旁腺、甲状腺、斜方肌、肺及支气管、心、脾、肝、胆、胃、胰、十二指肠、横结肠、降结肠、乙状结肠及直肠、升结肠、肛门、盲肠及阑尾、回盲瓣、小肠、生殖腺反射区的顺序按摩 5-2-2 能按颈椎、胸椎、腰椎、骶骨、尾骨、子宫或前列腺、尿道及阴道、内侧髋关节、直肠及肛门、腹股沟反射区的顺序按摩 5-2-3 能按生殖腺、外侧臀部及坐骨神经、膝、肘、肩、肩胛骨、外侧髋关节、下腹部反射区的顺序按摩 5-2-4 能按上颌、下颌、扁桃体、喉、气管及食管、胸部淋巴、内耳迷路、胸部或乳房、横膈膜、内外肋骨、上身淋巴、下身淋巴反射区的顺序按摩	足底、足内、足外、足背部反射区按摩	1）足部反射区相关知识 ①足部按摩常用反射区 ②足部按摩常用手法 2）足部反射区按摩操作 ①肾上腺、肾、腹腔神经丛、输尿管、尿道、膀胱、踇趾额窦、垂体、小脑及脑干、三叉神经、鼻、大脑、颈项、眼、耳、甲状旁腺、甲状腺、斜方肌、肺及支气管、心、脾、肝、胆、胃、胰、十二指肠、横结肠、降结肠、乙状结肠及直肠、升结肠、肛门、盲肠及阑尾、回盲瓣、小肠、生殖腺反射区按摩 ②颈椎、胸椎、腰椎、骶骨、尾骨、子宫或前列腺、尿道及阴道、内侧髋关节、直肠及肛门、腹股沟反射区按摩 ③生殖腺、外侧臀部及坐骨神经、膝、肘、肩、肩胛骨、外侧髋关节、下腹部反射区按摩 ④上颌、下颌、扁桃体、喉、气管及食管、胸部淋巴、内耳迷路、胸部或乳房、横膈膜、内外肋骨、上身淋巴、下身淋巴反射区按摩	（1）方法：讲授法、演示法、实训（练习）法 （2）重点：足部反射区按摩操作 （3）难点：足部按摩常用反射区	20

续表

<table>
<tr><td colspan="3">2.1.3　四级 / 中级职业技能培训要求</td><td colspan="4">2.2.3　四级 / 中级职业技能培训课程规范</td></tr>
<tr><td>职业功能模块（模块）</td><td>培训内容（课程）</td><td>技能目标</td><td>学习单元</td><td>课程内容</td><td>培训建议</td><td>课堂学时</td></tr>
<tr><td rowspan="7">6. 按摩后工作</td><td rowspan="4">6-1　按摩后服务</td><td>6-1-1　能为受术者清洗残留的按摩介质</td><td rowspan="4">按摩后服务</td><td>1）按摩后服务内容</td><td rowspan="4">（1）方法：讲授法、演示法、实训（练习）法
（2）重点与难点：按摩后的服务要点</td><td rowspan="4">1</td></tr>
<tr><td rowspan="2">6-1-2　能为受术者全身和局部进行放松</td><td>2）按摩后按摩介质的处理</td></tr>
<tr><td>3）按摩后服务工作要点</td></tr>
<tr><td>6-1-3　能为受术者拿回自身物品</td><td>4）按摩后为受术者放松</td></tr>
<tr><td rowspan="3">6-2　操作间整理</td><td>6-2-1　能将用品、用具进行消毒</td><td rowspan="3">环境与用品用具整理</td><td>1）按摩后整理工作要点</td><td rowspan="3">（1）方法：讲授法、演示法、实训（练习）法
（2）重点与难点：按摩后操作环境处理</td><td rowspan="3">1</td></tr>
<tr><td rowspan="2">6-2-2　能对操作间进行通风，并保持空气清新</td><td>2）按摩后操作环境处理</td></tr>
<tr><td>3）按摩后用品用具整理</td></tr>
<tr><td colspan="6">课堂学时合计</td><td>110</td></tr>
</table>

附录 4　三级 / 高级职业技能培训要求与课程规范对照表

<table>
<tr><td colspan="3">2.1.4　三级 / 高级职业技能培训要求</td><td colspan="4">2.2.4　三级 / 高级职业技能培训课程规范</td></tr>
<tr><td>职业功能模块（模块）</td><td>培训内容（课程）</td><td>技能目标</td><td>学习单元</td><td>课程内容</td><td>培训建议</td><td>课堂学时</td></tr>
<tr><td rowspan="6">1. 按摩前工作</td><td rowspan="3">1-1　接待</td><td>1-1-1　能用普通话进行接待</td><td rowspan="3">接待宾客</td><td>1）接待的作用和主要职能</td><td rowspan="3">（1）方法：讲授法、演示法、实训（练习）法
（2）重点：接待的作用和主要职能
（3）难点：迎送、引导宾客</td><td rowspan="3">1</td></tr>
<tr><td rowspan="2">1-1-2　能根据宾客需求推荐不同级别的按摩师</td><td>2）根据宾客需求推荐按摩师</td></tr>
<tr><td>3）迎送、引导宾客</td></tr>
<tr><td rowspan="3">1-2　咨询</td><td>1-2-1　能通过观察、询问，获知宾客身体状况并推荐服务项目</td><td rowspan="3">推荐按摩服务项目</td><td>1）按摩服务项目的介绍方法与技巧</td><td rowspan="3">（1）方法：讲授法、演示法、实训（练习）法
（2）重点：按摩服务项目的介绍方法与技巧
（3）难点：按摩的主要特点及作用原理</td><td rowspan="3">1</td></tr>
<tr><td rowspan="2">1-2-2　能向宾客介绍按摩的主要特点及其作用原理</td><td>2）按摩的主要特点及作用原理</td></tr>
<tr><td>3）按摩服务项目的推荐</td></tr>
</table>

续表

2.1.4 三级 / 高级职业技能培训要求			2.2.4 三级 / 高级职业技能培训课程规范			
职业功能模块（模块）	培训内容（课程）	技能目标	学习单元	课程内容	培训建议	课堂学时
1．按摩前工作	1-3 操作间准备	1-3-1 能根据不同气候温度合理调整操作间温度	准备操作间	1）操作间温度的调整	（1）方法：讲授法、演示法、实训（练习）法 （2）重点与难点：按摩用品、用具的准备及其使用方法	1
		1-3-2 能根据不同项目准备按摩器具		2）按摩用品、用具的准备及其使用方法		
2．全身按摩	2-1 头痛按摩	2-1-1 能用双手拇指自印堂穴向两侧推摩至太阳穴	头痛按摩	1）头痛的相关知识 ①表现 ②原因	（1）方法：讲授法、演示法、实训（练习）法 （2）重点：头痛按摩的常用手法及穴位 （3）难点：头痛的按摩操作要领	8
		2-1-2 能用双手拇指由内向外轻摩眼眶		2）头痛按摩常用手法与穴位		
				3）头痛按摩注意事项		
		2-1-3 能用双手拇指按揉印堂、太阳、百会穴 2-1-4 能用十指指端梳理头皮 2-1-5 能用拇指指腹点揉合谷、太冲穴 2-1-6 能用单手拿揉颈部 2-1-7 能用拇指指腹点按风池、风府、天柱等穴 2-1-8 能用双手拿揉肩部 2-1-9 能用双手自上而下按揉肩背部膀胱经		4）头痛的按摩操作 **受术者仰卧位：** ①双手拇指自印堂穴向两侧推摩至太阳穴 ②双手拇指由内向外轻摩眼眶 ③双手拇指按揉印堂、太阳、百会穴 ④十指指端梳理头皮 ⑤拇指指腹点揉合谷、太冲穴 **受术者俯卧位：** ①单手拿揉颈部 ②拇指指腹点按风池、风府、天柱等穴 ③双手拿揉肩部 ④双手自上而下按揉肩背部膀胱经 ⑤用虎口放松颈项部		
		2-1-10 能用虎口放松颈项部		5）头痛的辅助调理		
	2-2 颈痛按摩	2-2-1 能用双手拿揉颈肩部	颈痛按摩	1）颈痛的相关知识 ①表现 ②原因	（1）方法：讲授法、演示法、实训（练习）法	8
		2-2-2 能用侧擦法擦颈肩部		2）颈痛按摩常用手法及穴位		
		2-2-3 能用拇指指腹拨揉颈部		3）颈痛按摩注意事项		

续表

2.1.4 三级 / 高级职业技能培训要求			2.2.4 三级 / 高级职业技能培训课程规范			
职业功能模块（模块）	培训内容（课程）	技能目标	学习单元	课程内容	培训建议	课堂学时
2．全身按摩	2-2 颈痛按摩	2-2-4 能用拇指指腹点揉风池、风府、天柱、颈根、肩中俞、肩外俞、秉风、天宗、肩贞等穴	颈痛按摩	4）颈痛的按摩操作 **受术者俯卧位：** ①双手拿揉颈肩部 ②侧擦法擦颈肩部 ③拇指指腹拨揉颈部 ④拇指指腹点揉风池、风府、天柱、颈根、肩中俞、肩外俞、秉风、天宗、肩贞等穴 ⑤全手掌擦颈肩背部 **受术者仰卧位：** ①拇指指腹点按头维、太阳、率谷等穴 ②双手牵拉颈项部 ③手掌拿揉肩部与上肢 ④手指拔伸指关节	（2）重点：颈痛按摩的常用手法及穴位 （3）难点：颈痛的按摩操作要领	
		2-2-5 能用全手掌擦颈肩背部				
		2-2-6 能用拇指指腹点按头维、太阳、率谷等穴				
		2-2-7 能用双手牵拉颈项部				
		2-2-8 能用手掌拿揉肩部与上肢				
		2-2-9 能用手指拔伸指关节		5）颈痛的辅助调理		
	2-3 肩痛按摩	2-3-1 能用双手重叠揉腹	肩痛按摩	1）肩痛的相关知识 ①表现 ②原因	（1）方法：讲授法、演示法、实训（练习）法 （2）重点：肩痛按摩的常用手法及穴位	8
		2-3-2 能用拇指与多指拿揉肩部和上肢		2）肩痛按摩常用手法及穴位		
		2-3-3 能用拇指点揉中府、云门、肩前、曲池、手三里、合谷穴		3）肩痛按摩注意事项		
		2-3-4 能用双手握住患肢大、小鱼际做上下快速抖动		4）肩痛的按摩操作 **受术者仰卧位：** ①双手重叠揉腹 ②拇指与多指拿揉肩部和上肢 ③拇指点揉中府、云门、肩前、曲池、手三里、合谷穴 ④双手握住患肢大、小鱼际做上下快速抖动 ⑤双手对肩关节做顺时针和逆时针方向环转 **受术者俯卧位：** ①拇指点拨肩井、天宗、肩贞、肩外俞、秉风、肝俞、脾俞、胃俞、肾俞穴		
		2-3-5 能用双手对肩关节做顺时针和逆时针方向环转				
		2-3-6 能用拇指点拨肩井、天宗、肩贞、肩外俞、秉风、肝俞、脾俞、胃俞、肾俞穴				

续表

2.1.4 三级 / 高级职业技能培训要求			2.2.4 三级 / 高级职业技能培训课程规范			
职业功能模块（模块）	培训内容（课程）	技能目标	学习单元	课程内容	培训建议	课堂学时
2. 全身按摩	2-3 肩痛按摩	2-3-7 能用双手虚掌拍打肩部	肩痛按摩	②双手虚掌拍打肩部 ③手掌直推背腰部 ④双手掌抱住肩部进行揉动	（3）难点：肩痛的按摩操作要领	
		2-3-8 能用手掌直推背腰部				
		2-3-9 能用双手掌抱住肩部进行揉动		5）肩痛的辅助调理		
	2-4 肘痛按摩	2-4-1 能用拇指与四指自上而下拿揉上肢	肘痛按摩	1）肘痛的相关知识 ①表现 ②原因	（1）方法：讲授法、演示法、实训（练习）法 （2）重点：肘痛按摩的常用手法及穴位 （3）难点：肘痛的按摩操作要领	8
		2-4-2 能用拇指点揉缺盆、曲池、尺泽、手三里、小海、少海、合谷穴		2）肘痛按摩常用手法及穴位 3）肘痛按摩注意事项		
		2-4-3 能用拇指拨揉前臂手三阳经		4）肘痛的按摩操作 ①拇指与四指自上而下拿揉上肢 ②拇指点揉缺盆、曲池、尺泽、手三里、小海、少海、合谷穴 ③拇指拨揉前臂手三阳经 ④大鱼际揉肱骨外上髁 ⑤手掌擦热肘关节 ⑥双手活动肘关节		
		2-4-4 能用大鱼际揉肱骨外上髁				
		2-4-5 能用手掌擦热肘关节				
		2-4-6 能用双手活动肘关节		5）肘痛的辅助调理		
	2-5 腰痛按摩	2-5-1 能用拇指点按手三里穴	腰痛按摩	1）腰痛的相关知识 ①表现 ②原因	（1）方法：讲授法、演示法、实训（练习）法 （2）重点：腰痛按摩的常用手法及穴位	8
		2-5-2 能用手掌按揉足太阳膀胱经		2）腰痛按摩常用手法及穴位 3）腰痛按摩注意事项		
		2-5-3 能用双手拇指重叠自上而下弹拨足太阳膀胱经		4）腰痛的按摩操作 **受术者俯卧位：** ①拇指点按手三里穴 ②手掌按揉足太阳膀胱经 ③双手拇指重叠自上而下弹拨足太阳膀胱经		

续表

<table>
<tr><th colspan="3">2.1.4　三级 / 高级职业技能培训要求</th><th colspan="4">2.2.4　三级 / 高级职业技能培训课程规范</th></tr>
<tr><th>职业功能模块（模块）</th><th>培训内容（课程）</th><th>技能目标</th><th>学习单元</th><th>课程内容</th><th>培训建议</th><th>课堂学时</th></tr>
<tr><td rowspan="15">2．全身按摩</td><td rowspan="5">2–5　腰痛按摩</td><td>2–5–4　能用拇指点揉肝俞、脾俞、肾俞、大肠俞、关元俞、八髎、环跳、秩边、承扶、委中、承山等穴</td><td rowspan="5">腰痛按摩</td><td rowspan="4">④拇指点揉肝俞、脾俞、肾俞、大肠俞、关元俞、八髎、环跳、秩边、承扶、委中、承山等穴
⑤小鱼际擦足太阳膀胱经
⑥手掌擦命门、八髎穴
⑦单手掌或双手掌直推足太阳膀胱经
受术者仰卧位：
手掌顺时针揉腹</td><td rowspan="5">（3）难点：腰痛的按摩操作要领</td><td rowspan="5"></td></tr>
<tr><td>2–5–5　能用小鱼际擦足太阳膀胱经</td></tr>
<tr><td>2–5–6　能用手掌擦命门、八髎穴</td></tr>
<tr><td>2–5–7　能用单手掌或双手掌直推足太阳膀胱经</td></tr>
<tr><td>2–5–8　能用手掌顺时针揉腹</td><td>5）腰痛的辅助调理</td></tr>
<tr><td rowspan="10">2–6　足跟痛按摩</td><td>2–6–1　能用手掌直推小腿后侧</td><td rowspan="10">足跟痛按摩</td><td>1）足跟痛的相关知识
①表现
②原因</td><td rowspan="10">（1）方法：讲授法、演示法、实训（练习）法
（2）重点：足跟痛按摩的常用手法及穴位
（3）难点：足跟痛的按摩操作要领</td><td rowspan="10">4</td></tr>
<tr><td rowspan="2">2–6–2　能用拇指由轻到重按揉太溪、昆仑、照海、涌泉、然谷等穴</td><td>2）足跟痛按摩常用手法及穴位</td></tr>
<tr><td>3）足跟痛按摩注意事项</td></tr>
<tr><td>2–6–3　能用手掌或前臂擦足底</td><td rowspan="6">4）足跟痛的按摩操作
受术者俯卧位：
①手掌直推小腿后侧
②拇指由轻到重按揉太溪、昆仑、照海、涌泉、然谷等穴
③手掌或前臂擦足底
④双手多指捏拿足跟
⑤空拳叩击足跟
⑥小鱼际擦小腿后侧及足底部
⑦双手牵拉跟腱
⑧拇指指腹点揉肝俞、脾俞、肾俞等穴
受术者仰卧位：
顺时针揉腹</td></tr>
<tr><td>2–6–4　能用双手多指捏拿足跟</td></tr>
<tr><td>2–6–5　能用空拳叩击足跟</td></tr>
<tr><td>2–6–6　能用小鱼际擦小腿后侧及足底部</td></tr>
<tr><td>2–6–7　能用双手牵拉跟腱</td></tr>
<tr><td>2–6–8　能用拇指指腹点揉肝俞、脾俞、肾俞等穴</td></tr>
<tr><td>2–6–9　能用手掌顺时针揉腹</td><td>5）足跟痛的辅助调理</td></tr>
</table>

续表

2.1.4 三级 / 高级职业技能培训要求			2.2.4 三级 / 高级职业技能培训课程规范			
职业功能模块（模块）	培训内容（课程）	技能目标	学习单元	课程内容	培训建议	课堂学时
2．全身按摩	2-7 胃痛按摩	2-7-1 能用叠掌揉腹 2-7-2 能用双手手指点按上脘、中脘、下脘、天枢、气海、关元穴 2-7-3 能用双手拇指和其余四指提拿腹直肌 2-7-4 能用单手掌摩腹 2-7-5 能用拇指点揉足三里穴 2-7-6 能用拇指点揉肝俞、胆俞、脾俞、胃俞、肾俞等穴 2-7-7 能用双手拇指和其余四指自下而上捏脊 2-7-8 能用单手掌或双手掌自上而下直推背腰部	胃痛按摩	1）胃痛的相关知识 ①表现 ②原因 2）胃痛按摩常用手法及穴位 3）胃痛按摩注意事项 4）胃痛的按摩操作 **受术者仰卧位：** ①叠掌揉腹 ②双手手指点按上脘、中脘、下脘、天枢、气海、关元穴 ③双手拇指和其余四指提拿腹直肌 ④单手掌摩腹 ⑤拇指点揉足三里穴 **受术者俯卧位：** ①拇指点揉肝俞、胆俞、脾俞、胃俞、肾俞等穴 ②双手拇指和其余四指自下而上捏脊 ③单手掌或双手掌自上而下直推背腰部 5）胃痛的辅助调理	（1）方法：讲授法、演示法、实训（练习）法 （2）重点与难点：胃痛按摩的常用手法及穴位 （3）难点：胃痛的按摩操作要领	8
	2-8 痛经按摩	2-8-1 能用拇指点揉三阴交等穴 2-8-2 能用双手重叠揉腹（行经期禁揉） 2-8-3 能用拇指按压天枢、气海、关元、中极等穴 2-8-4 能用手掌横擦小腹部 2-8-5 能用拇指点揉肝俞、脾俞、胃俞、肾俞、八髎等穴	痛经按摩	1）痛经的相关知识 ①表现 ②原因 2）痛经按摩常用手法及穴位 3）痛经按摩注意事项 4）痛经的按摩操作 **受术者仰卧位：** ①拇指点揉三阴交等穴 ②双手重叠揉腹（行经期禁揉） ③拇指按压天枢、气海、关元、中极等穴 ④手掌横擦小腹部	（1）方法：讲授法、演示法、实训（练习）法 （2）重点：痛经按摩的常用手法及穴位	8

续表

<table>
<tr><td colspan="3">2.1.4　三级 / 高级职业技能培训要求</td><td colspan="4">2.2.4　三级 / 高级职业技能培训课程规范</td></tr>
<tr><td>职业功能模块（模块）</td><td>培训内容（课程）</td><td>技能目标</td><td>学习单元</td><td>课程内容</td><td>培训建议</td><td>课堂学时</td></tr>
<tr><td rowspan="12">2．全身按摩</td><td rowspan="3">2-8　痛经按摩</td><td>2-8-6　能用手掌揉搓命门和八髎穴</td><td rowspan="4">痛经按摩</td><td rowspan="3">受术者俯卧位：
①拇指点揉肝俞、脾俞、胃俞、肾俞、八髎等穴
②手掌揉搓命门和八髎穴
③虚掌拍打腰骶部
④全掌自上而下直推背腰部</td><td rowspan="4">（3）难点：痛经的按摩操作要领</td><td rowspan="4"></td></tr>
<tr><td>2-8-7　能用虚掌拍打腰骶部</td></tr>
<tr><td>2-8-8　能用全掌自上而下直推背腰部</td></tr>
<tr><td></td><td></td><td>5）痛经的辅助调理</td></tr>
<tr><td rowspan="9">2-9　失眠按摩</td><td>2-9-1　能用拇指点揉头部五经</td><td rowspan="9">失眠按摩</td><td>1）失眠的相关知识
①表现
②原因</td><td rowspan="9">（1）方法：讲授法、演示法、实训（练习）法
（2）重点：失眠的原因、按摩常用手法及穴位
（3）难点：失眠的按摩操作要领</td><td rowspan="9">4</td></tr>
<tr><td>2-9-2　能用中指指端勾点风池、风府穴</td><td>2）失眠按摩常用手法及穴位</td></tr>
<tr><td>2-9-3　能用叠掌揉腹</td><td>3）失眠按摩注意事项</td></tr>
<tr><td>2-9-4　能用拇指点揉心俞穴（泻法）、肾俞穴（补法）</td><td rowspan="5">4）失眠的按摩操作
受术者仰卧位：
①拇指点揉头部五经
②中指指端勾点风池、风府穴
③双手叠掌揉腹
受术者俯卧位：
①对证按摩
②拇指点按夹脊穴
③手掌直推背腰部</td></tr>
<tr><td>2-9-5　能用拇指点揉肝俞穴（泻法）、肾俞穴（补法）</td></tr>
<tr><td>2-9-6　能用拇指点揉脾俞穴（补法）、肾俞穴（补法）</td></tr>
<tr><td>2-9-7　能用拇指点揉心俞穴（补法）、脾俞穴（补法）</td></tr>
<tr><td>2-9-8　能用拇指点按夹脊穴</td></tr>
<tr><td>2-9-9　能用手掌直推背腰部</td><td>5）失眠的辅助调理</td></tr>
</table>

续表

2.1.4 三级 / 高级职业技能培训要求			2.2.4 三级 / 高级职业技能培训课程规范			
职业功能模块（模块）	培训内容（课程）	技能目标	学习单元	课程内容	培训建议	课堂学时
2. 全身按摩	2-10 便秘按摩	2-10-1 能用叠掌揉腹 2-10-2 能用双手手指点揉天枢、气海、关元等穴 2-10-3 能用拇指按揉百会穴 2-10-4 能用拇指按揉足三里、上巨虚等穴 2-10-5 能用手掌顺时针摩腹	便秘按摩	1）便秘的相关知识 ①表现 ②原因 2）便秘按摩常用手法及穴位 3）便秘按摩注意事项 4）便秘的按摩操作 **受术者仰卧位：** ①叠掌揉腹 ②双手手指点揉天枢、气海、关元等穴 ③拇指按揉足三里、上巨虚等穴 ④顺时针摩腹 ⑤拇指按揉百会穴 5）便秘的辅助调理	（1）方法：讲授法、演示法、实训（练习）法 （2）重点：便秘按摩的常用手法及穴位 （3）难点：便秘的按摩操作要领	8
3. 足部按摩	3-1 神经系统常见问题足部按摩	3-1-1 能准确找到大脑、小脑及脑干、额窦、三叉神经、垂体、腹腔神经丛、内侧 / 外侧臀部及坐骨神经等常用足部反射区 3-1-2 能运用足部按摩，对神经系统常见问题进行康复按摩	神经系统常见问题足部按摩	1）神经系统常见问题 2）神经系统常用足部反射区 3）神经系统足部按摩常用手法 4）神经系统常见问题足部按摩操作 ①足底基本反射区按摩操作 ②神经系统足部反射区按摩操作 ③相关器官反射区及基本反射区加强按摩操作	（1）方法：讲授法、演示法、实训（练习）法 （2）重点：神经系统足部按摩常用手法 （3）难点：神经系统常见问题足部按摩操作要领	4
	3-2 循环系统常见问题足部按摩	3-2-1 能准确找到心、肺、脾、上身淋巴、下身淋巴、胸部淋巴、甲状腺等常用足部反射区	循环系统常见问题足部按摩	1）循环系统常见问题 2）循环系统常用足部反射区 3）循环系统足部按摩常用手法	（1）方法：讲授法、演示法、实训（练习）法	4

续表

<table>
<tr><td colspan="3">2.1.4　三级 / 高级职业技能培训要求</td><td colspan="4">2.2.4　三级 / 高级职业技能培训课程规范</td></tr>
<tr><td>职业功能模块（模块）</td><td>培训内容（课程）</td><td>技能目标</td><td>学习单元</td><td>课程内容</td><td>培训建议</td><td>课堂学时</td></tr>
<tr><td rowspan="9">3．足部按摩</td><td>3-2　循环系统常见问题足部按摩</td><td>3-2-2　能运用足部按摩，对循环系统常见问题进行康复按摩</td><td>循环系统常见问题足部按摩</td><td>4）循环系统常见问题足部按摩操作
①足底基本反射区按摩操作
②循环系统足部反射区按摩操作
③相关器官反射区及基本反射区加强按摩操作</td><td>（2）重点：循环系统足部按摩常用手法
（3）难点：循环系统常见问题足部按摩操作要领</td><td></td></tr>
<tr><td rowspan="4">3-3　呼吸系统常见问题足部按摩</td><td rowspan="3">3-3-1　能准确找到鼻、喉与气管、食管、肺及支气管、胸部、横膈膜、扁桃体等常用足部反射区</td><td rowspan="4">呼吸系统常见问题足部按摩</td><td>1）呼吸系统常见问题</td><td rowspan="4">（1）方法：讲授法、演示法、实训（练习）法
（2）重点：呼吸系统足部按摩常用手法
（3）难点：呼吸系统常见问题足部按摩操作要领</td><td rowspan="4">4</td></tr>
<tr><td>2）呼吸系统常用足部反射区</td></tr>
<tr><td>3）呼吸系统足部按摩常用手法</td></tr>
<tr><td>3-3-2　能运用足部按摩，对呼吸系统常见问题进行康复按摩</td><td>4）呼吸系统常见问题足部按摩操作
①足底基本反射区按摩操作
②呼吸系统足部反射区按摩操作
③相关器官反射区及基本反射区加强按摩操作</td></tr>
<tr><td rowspan="4">3-4　消化系统常见问题足部按摩</td><td rowspan="3">3-4-1　能准确找到喉及食管、胃、胰、十二指肠、肝、胆、小肠、盲肠及阑尾、回盲瓣、升结肠、横结肠、降结肠、乙状结肠及直肠、肛门、直肠及肛门等常用足部反射区</td><td rowspan="4">消化系统常见问题足部按摩</td><td>1）消化系统常见问题</td><td rowspan="4">（1）方法：讲授法、演示法、实训（练习）法
（2）重点：消化系统足部按摩常用手法
（3）难点：消化系统常见问题足部按摩操作要领</td><td rowspan="4">4</td></tr>
<tr><td>2）消化系统常用足部反射区</td></tr>
<tr><td>3）消化系统足部按摩常用手法</td></tr>
<tr><td>3-4-2　能运用足部按摩，对消化系统常见问题进行康复按摩</td><td>4）消化系统常见问题足部按摩操作
①足底基本反射区按摩操作
②消化系统足部反射区按摩操作
③相关器官反射区及基本反射区加强按摩操作</td></tr>
</table>

续表

2.1.4 三级 / 高级职业技能培训要求			2.2.4 三级 / 高级职业技能培训课程规范			
职业功能模块（模块）	培训内容（课程）	技能目标	学习单元	课程内容	培训建议	课堂学时
3．足部按摩	3-5 泌尿系统常见问题足部按摩	3-5-1 能准确找到肾、输尿管、膀胱、尿道及阴道、子宫或前列腺等常用足部反射区 3-5-2 能运用足部按摩，对泌尿系统常见问题进行康复按摩	泌尿系统常见问题足部按摩	1）泌尿系统常见问题 2）泌尿系统常用足部反射区 3）泌尿系统足部按摩常用手法 4）泌尿系统常见问题足部按摩操作 ①足底基本反射区按摩操作 ②泌尿系统足部反射区按摩操作 ③相关器官反射区及基本反射区加强按摩操作	（1）方法：讲授法、演示法、实训（练习）法 （2）重点：泌尿系统足部按摩常用手法 （3）难点：泌尿系统常见问题足部按摩操作要领	4
	3-6 生殖系统常见问题足部按摩	3-6-1 能准确找到子宫或前列腺、尿道及阴道、生殖腺、下腹部、胸部（乳房）、腹股沟等常用足部反射区 3-6-2 能运用足部按摩，对生殖系统常见问题进行康复按摩	生殖系统常见问题足部按摩	1）生殖系统常见问题 2）生殖系统常用足部反射区 3）生殖系统足部按摩常用手法 4）生殖系统常见问题足部按摩操作 ①足底基本反射区按摩操作 ②生殖系统足部反射区按摩操作 ③相关器官反射区及基本反射区加强按摩操作	（1）方法：讲授法、演示法、实训（练习）法 （2）重点：生殖系统足部按摩常用手法 （3）难点：生殖系统常见问题足部按摩操作要领	4
	3-7 内分泌系统常见问题足部按摩	3-7-1 能准确找到垂体、甲状腺、甲状旁腺、肾上腺、生殖腺及胰等常用足部反射区 3-7-2 能运用足部按摩，对内分泌系统常见问题进行康复按摩	内分泌系统常见问题足部按摩	1）内分泌系统常见问题 2）内分泌系统常用足部反射区 3）内分泌系统足部按摩常用手法 4）内分泌系统常见问题足部按摩操作 ①足底基本反射区按摩操作 ②内分泌系统足部反射区按摩操作 ③相关器官反射区及基本反射区加强按摩操作	（1）方法：讲授法、演示法、实训（练习）法 （2）重点：内分泌系统足部按摩常用手法 （3）难点：内分泌系统常见问题足部按摩操作要领	4

续表

<table>
<tr><td colspan="3">2.1.4　三级 / 高级职业技能培训要求</td><td colspan="4">2.2.4　三级 / 高级职业技能培训课程规范</td></tr>
<tr><td>职业功能模块（模块）</td><td>培训内容（课程）</td><td>技能目标</td><td>学习单元</td><td>课程内容</td><td>培训建议</td><td>课堂学时</td></tr>
<tr><td rowspan="8">3．足部按摩</td><td rowspan="4">3-8　免疫系统常见问题足部按摩</td><td rowspan="3">3-8-1　能准确找到脾、胸部淋巴、上身淋巴、下身淋巴、扁桃体、腹股沟等常用足部反射区</td><td rowspan="4">免疫系统常见问题足部按摩</td><td>1）免疫系统常见问题</td><td rowspan="4">（1）方法：讲授法、演示法、实训（练习）法
（2）重点：免疫系统足部按摩常用手法
（3）难点：免疫系统常见问题足部按摩操作要领</td><td rowspan="4">4</td></tr>
<tr><td>2）免疫系统常用足部反射区</td></tr>
<tr><td>3）免疫系统足部按摩常用手法</td></tr>
<tr><td>3-8-2　能运用足部按摩，对免疫系统常见问题进行康复按摩</td><td>4）免疫系统常见问题足部按摩操作
①足底基本反射区按摩操作
②免疫系统足部反射区按摩操作
③相关器官反射区及基本反射区加强按摩操作</td></tr>
<tr><td rowspan="4">3-9　运动系统常见问题足部按摩</td><td rowspan="3">3-9-1　能准确找到颈项、颈椎、胸椎、腰椎、骶骨及尾骨、内侧 / 外侧臀部及坐骨神经、内侧 / 外侧髋关节、膝、肘、肩、肩胛骨、肋骨、斜方肌等常用足部反射区</td><td rowspan="4">运动系统常见问题足部按摩</td><td>1）运动系统常见问题</td><td rowspan="4">（1）方法：讲授法、演示法、实训（练习）法
（2）重点：运动系统足部按摩常用手法
（3）难点：运动系统常见问题足部按摩操作要领</td><td rowspan="4">4</td></tr>
<tr><td>2）运动系统常用足部反射区</td></tr>
<tr><td>3）运动系统足部按摩常用手法</td></tr>
<tr><td>3-9-2　能运用足部按摩，对运动系统常见问题进行康复按摩</td><td>4）运动系统常见问题足部按摩操作
①足底基本反射区按摩操作
②运动系统足部反射区按摩操作
③相关器官反射区及基本反射区加强按摩操作</td></tr>
<tr><td rowspan="4">4．脊柱按摩</td><td rowspan="4">4-1　颈椎亚健康按摩</td><td>4-1-1　能用拇指与四指相对用力拿揉颈项部</td><td rowspan="4">颈椎亚健康按摩</td><td>1）颈椎亚健康表现及按摩常用手法</td><td rowspan="4">（1）方法：讲授法、演示法、实训（练习）法</td><td rowspan="4">3</td></tr>
<tr><td>4-1-2　能用拇指指腹拨揉棘突两侧</td><td>2）颈椎亚健康按摩常用穴位</td></tr>
<tr><td>4-1-3　能用拇指指腹点按完骨、风池、天柱、风府等穴</td><td>3）颈椎亚健康按摩注意事项</td></tr>
<tr><td>4-1-4　能用掌根与四指相对用力拿揉颈肩部</td><td>4）颈椎亚健康按摩操作
受术者俯卧位：
①拇指与四指相对用力拿揉颈项部</td></tr>
</table>

续表

2.1.4 三级 / 高级职业技能培训要求			2.2.4 三级 / 高级职业技能培训课程规范			
职业功能模块（模块）	培训内容（课程）	技能目标	学习单元	课程内容	培训建议	课堂学时
4．脊柱按摩	4-1 颈椎亚健康按摩	4-1-5 能用拇指指腹拨揉颈根至肩峰 4-1-6 能用拇指指腹点按肩中俞、肩外俞、秉风、肩井、天宗等穴 4-1-7 能用侧擦法擦颈肩部 4-1-8 能用侧击法叩击颈肩部 4-1-9 能用一手虎口置于受术者枕骨下缘，用另一手手腕托住受术者下颌骨，牵拉颈项部 4-1-10 能用一手虎口置于受术者枕骨下缘，用另一手手腕托住受术者下颌骨，在牵拉颈项部同时，使头向左、向右旋转 4-1-11 能用一手虎口托住受术者枕骨下缘，用另一手自下而上拿揉颈项部 4-1-12 能用双手拇指指腹点按百会、四神聪等穴 4-1-13 能用双手十指指腹梳理头皮	颈椎亚健康按摩	②拇指指腹拨揉棘突两侧 ③拇指指腹点按完骨、风池、天柱、风府等穴 ④掌根与四指相对用力拿揉颈肩部 ⑤拇指指腹拨揉颈根至肩峰 ⑥拇指指腹点按肩中俞、肩外俞、秉风、肩井、天宗等穴 ⑦侧擦法擦颈肩部 **受术者仰卧位：** ①侧击法叩击颈肩部 ②一手虎口置于受术者枕骨下缘，另一手手腕托住受术者下颌骨，牵拉颈项部 ③一手虎口置于受术者枕骨下缘，另一手手腕托住受术者下颌骨，在牵拉颈项部同时，使头向左、向右旋转 ④一手虎口托住受术者枕骨下缘，另一手自下而上拿揉颈项部 ⑤双手拇指指腹点按百会、四神聪等穴 ⑥双手十指指腹梳理头皮	（2）重点：颈椎亚健康按摩常用手法 （3）难点：颈椎亚健康按摩操作要领	

续表

<table>
<tr><td colspan="3">2.1.4　三级 / 高级职业技能培训要求</td><td colspan="4">2.2.4　三级 / 高级职业技能培训课程规范</td></tr>
<tr><td>职业功能模块（模块）</td><td>培训内容（课程）</td><td>技能目标</td><td>学习单元</td><td>课程内容</td><td>培训建议</td><td>课堂学时</td></tr>
<tr><td rowspan="11">4．脊柱按摩</td><td rowspan="11">4-2　胸椎亚健康按摩</td><td>4-2-1　能用单掌自上而下直推背部</td><td rowspan="11">胸椎亚健康按摩</td><td>1）胸椎亚健康表现及按摩常用手法</td><td rowspan="11">（1）方法：讲授法、演示法、实训（练习）法
（2）重点：胸椎亚健康按摩常用手法
（3）难点：胸椎亚健康按摩操作要领</td><td rowspan="11">3</td></tr>
<tr><td>4-2-2　能用双手掌自上而下轻揉背部两侧肌肉</td><td>2）胸椎亚健康按摩常用穴位</td></tr>
<tr><td>4-2-3　能用双手掌自上而下按压背部棘突两侧</td><td>3）胸椎亚健康按摩注意事项</td></tr>
<tr><td>4-2-4　能用拇指指腹拨揉背部棘突两侧</td><td rowspan="8">4）胸椎亚健康按摩操作
受术者俯卧位：
①单手掌自上而下直推背部
②双手掌自上而下轻揉背部两侧肌肉
③双手掌自上而下按压背部棘突两侧
④拇指指腹拨揉背部棘突两侧
⑤拇指指腹点按肺俞、心俞、膈俞、肝俞、胆俞、脾俞、胃俞
⑥拇指指腹点按第一胸椎至第十二胸椎节段夹脊穴
⑦侧擦法擦脊柱两侧肌肉
⑧双手自下而上捏脊
⑨单手掌自上而下擦督脉
⑩双手虚掌拍打背部</td></tr>
<tr><td>4-2-5　能用拇指指腹点按肺俞、心俞、膈俞、肝俞、胆俞、脾俞、胃俞</td></tr>
<tr><td>4-2-6　能用拇指指腹点按第一胸椎至第十二胸椎节段夹脊穴</td></tr>
<tr><td>4-2-7　能用侧擦法擦脊柱两侧肌肉</td></tr>
<tr><td>4-2-8　能用双手自下而上捏脊</td></tr>
<tr><td>4-2-9　能用单手掌自上而下擦督脉</td></tr>
<tr><td>4-2-10　能用双手虚掌拍打背部</td></tr>
<tr><td>4-2-11　受术者双手抱胸，术者能立于后侧，用双手环抱受术者肘关节，胸腹部紧贴受术者背部，用力向上牵拉胸椎</td></tr>
</table>

续表

2.1.4 三级/高级职业技能培训要求			2.2.4 三级/高级职业技能培训课程规范			
职业功能模块（模块）	培训内容（课程）	技能目标	学习单元	课程内容	培训建议	课堂学时
4. 脊柱按摩	4-2 胸椎亚健康按摩	4-2-12 受术者双手抱头，肘尖向外，术者能立于后侧，胸腹部紧贴受术者背部，用双手握住受术者肘部，缓缓用力向后牵拉	胸椎亚健康按摩	**受术者坐位：** ①向上牵拉胸椎 ②向后牵拉胸廓 ③单手自上而下直推背部		
		4-2-13 能用单手自上而下直推背部				
	4-3 腰椎亚健康按摩	4-3-1 能用单手掌自上而下直推背腰部	腰椎亚健康按摩	1）腰椎亚健康按摩常用手法	（1）方法：讲授法、演示法、实训（练习）法 （2）重点：腰椎亚健康按摩常用手法	3
		4-3-2 能用双手掌自上而下轻揉背腰部两侧肌肉		2）腰椎亚健康按摩常用穴位		
		4-3-3 能用拇指指腹点揉三焦俞、肾俞、大肠俞、小肠俞、环跳等穴		3）腰椎亚健康按摩注意事项		
		4-3-4 能用拇指指腹拨揉背腰部膀胱经		4）腰椎亚健康按摩操作 **受术者俯卧位：** ①单手掌自上而下直推背腰部 ②双手掌自上而下轻揉背腰部两侧肌肉 ③拇指指腹点揉三焦俞、肾俞、大肠俞、小肠俞、环跳等穴 ④拇指指腹拨揉背腰部膀胱经 ⑤拇指指腹点按第一腰椎至第五腰椎节段夹脊穴 ⑥双手提拿腰部两侧肌肉 ⑦侧擦法擦背腰部两侧肌肉		
		4-3-5 能用拇指指腹点按第一腰椎至第五腰椎节段夹脊穴				
		4-3-6 能用双手提拿腰部两侧肌肉				
		4-3-7 能用侧擦法擦背腰部两侧肌肉				
		4-3-8 能用前臂擦法擦八髎穴				
		4-3-9 能用双手掌根压晃腰椎两侧				

续表

<table>
<tr><th colspan="3">2.1.4　三级 / 高级职业技能培训要求</th><th colspan="4">2.2.4　三级 / 高级职业技能培训课程规范</th></tr>
<tr><th>职业功能模块（模块）</th><th>培训内容（课程）</th><th>技能目标</th><th>学习单元</th><th>课程内容</th><th>培训建议</th><th>课堂学时</th></tr>
<tr><td rowspan="14">4．脊柱按摩</td><td rowspan="6">4-3　腰椎亚健康按摩</td><td>4-3-10　能用双手虚掌拍打腰骶部</td><td rowspan="6">腰椎亚健康按摩</td><td rowspan="6">⑧前臂㨰法㨰八髎穴，擦命门、八髎穴
⑨双手掌根压晃腰椎两侧，虚掌拍打腰骶部
受术者仰卧位：
①叠掌揉腹
②拇指点按上脘、中脘、下脘、天枢、气海、关元、大横等穴
③拇指与四指提拿腹直肌
④手掌摩腹</td><td rowspan="6">（3）难点：腰椎亚健康按摩操作要领</td><td rowspan="6"></td></tr>
<tr><td>4-3-11　能用擦法擦命门、八髎穴</td></tr>
<tr><td>4-3-12　能用叠掌揉腹</td></tr>
<tr><td>4-3-13　能用拇指点按上脘、中脘、下脘、天枢、气海、关元、大横等穴</td></tr>
<tr><td>4-3-14　能用拇指与四指提拿腹直肌</td></tr>
<tr><td>4-3-15　能用手掌摩腹</td></tr>
<tr><td rowspan="8">4-4　骨盆亚健康按摩</td><td>4-4-1　能用双手掌自上而下直推膀胱经</td><td rowspan="8">骨盆亚健康按摩</td><td>1）骨盆亚健康表现及按摩常用手法</td><td rowspan="8">（1）方法：讲授法、演示法、实训（练习）法</td><td rowspan="8">3</td></tr>
<tr><td>4-4-2　能用双手掌自上而下按揉膀胱经</td><td>2）骨盆亚健康按摩常用穴位</td></tr>
<tr><td>4-4-3　能用拇指自上而下轻拨膀胱经</td><td>3）骨盆亚健康按摩注意事项</td></tr>
<tr><td>4-4-4　能用双拇指点按三焦俞、肾俞、大肠俞、小肠俞等穴</td><td rowspan="5">4）骨盆亚健康按摩操作
受术者俯卧位：
①双手掌自上而下直推膀胱经
②双手掌自上而下按揉膀胱经
③拇指自上而下轻拨膀胱经
④双拇指点按三焦俞、肾俞、大肠俞、小肠俞等穴</td></tr>
<tr><td>4-4-5　能用前臂㨰腰骶部、臀部、下肢后侧</td></tr>
<tr><td>4-4-6　能用双手拉伸股四头肌</td></tr>
<tr><td>4-4-7　能用双手按揉阔筋膜张肌、髂胫束</td></tr>
<tr><td>4-4-8　能用肘关节点按居髎穴</td></tr>
</table>

续表

<table>
<tr><th colspan="3">2.1.4 三级 / 高级职业技能培训要求</th><th colspan="4">2.2.4 三级 / 高级职业技能培训课程规范</th></tr>
<tr><th>职业功能模块（模块）</th><th>培训内容（课程）</th><th>技能目标</th><th>学习单元</th><th>课程内容</th><th>培训建议</th><th>课堂学时</th></tr>
<tr><td rowspan="8">4．脊柱按摩</td><td rowspan="8">4-4 骨盆亚健康按摩</td><td>4-4-9 能用双手拉伸大腿内侧肌群</td><td rowspan="8">骨盆亚健康按摩</td><td rowspan="8">⑤前臂滚腰骶部、臀部、下肢后侧
⑥双手拉伸股四头肌
受术者侧卧位：
①双手按揉阔筋膜张肌、髂胫束
②肘关节点按居髎穴
③双手拉伸大腿内侧肌群
受术者仰卧位：
①叠掌揉腹
②拇指点按上脘、中脘、下脘、天枢、气海、关元等穴
③拇指与四指提拿腹直肌
④手掌摩腹
⑤双手自上而下拿揉下肢
⑥拇指点揉血海、足三里、三阴交、太冲等穴
⑦双手拉伸腘绳肌、小腿三头肌、大腿内侧肌群、大腿外侧肌群</td><td rowspan="8">（2）重点：骨盆亚健康按摩常用手法
（3）难点：骨盆亚健康按摩操作要领</td><td rowspan="8"></td></tr>
<tr><td>4-4-10 能用叠掌揉腹</td></tr>
<tr><td>4-4-11 能用拇指点按上脘、中脘、下脘、天枢、气海、关元等穴</td></tr>
<tr><td>4-4-12 能用拇指与四指提拿腹直肌</td></tr>
<tr><td>4-4-13 能用手掌摩腹</td></tr>
<tr><td>4-4-14 能用双手自上而下拿揉下肢</td></tr>
<tr><td>4-4-15 能用拇指点揉血海、足三里、三阴交、太冲等穴</td></tr>
<tr><td>4-4-16 能用双手拉伸腘绳肌、小腿三头肌、大腿内侧肌群、大腿外侧肌群</td></tr>
<tr><td rowspan="3">5．反射疗法</td><td rowspan="3">5-1 耳部反射区按摩</td><td rowspan="2">5-1-1 能对耳部反射区进行正确的消毒及压豆</td><td rowspan="3">耳部反射区按摩</td><td>1）耳部反射区按摩常用工具</td><td rowspan="3">（1）方法：讲授法、演示法、实训（练习）法
（2）重点与难点：耳部反射区按摩操作要领</td><td rowspan="3">2</td></tr>
<tr><td>2）耳部反射区按摩常用手法</td></tr>
<tr><td>5-1-2 能用手对耳部反射区进行按摩</td><td>3）耳部反射区按摩操作
①耳部反射区消毒
②探查耳部反射区阳性反应点
③按摩操作</td></tr>
</table>

续表

2.1.4 三级 / 高级职业技能培训要求			2.2.4 三级 / 高级职业技能培训课程规范			
职业功能模块（模块）	培训内容（课程）	技能目标	学习单元	课程内容	培训建议	课堂学时
5．反射疗法	5–2 手部脏腑反射区按摩	5–2–1 能对手部进行放松 5–2–2 能对手部脏腑反射区进行按摩	手部脏腑反射区按摩	1）手部脏腑反射区相关知识 ①五脏反射区 ②六腑反射区 2）手部脏腑反射区按摩常用手法 3）手部脏腑反射区按摩操作 ①手部五脏反射区按摩操作 ②手部六腑反射区按摩操作	（1）方法：讲授法、演示法、实训（练习）法 （2）重点与难点：手部脏腑反射区按摩操作要领	2
	5–3 小腿部反射区按摩	5–3–1 能对小腿内侧反射区进行按摩 5–3–2 能对小腿外侧反射区进行按摩 5–3–3 能对小腿后侧反射区进行按摩	小腿部反射区按摩	1）小腿部反射区相关知识 ①小腿内侧反射区 ②小腿外侧反射区 ③小腿后侧反射区 2）小腿部反射区按摩常用手法 3）小腿部反射区按摩操作 ①小腿内侧反射区按摩操作 ②小腿外侧反射区按摩操作 ③小腿后侧反射区按摩操作	（1）方法：讲授法、演示法、实训（练习）法 （2）重点与难点：小腿部反射区按摩操作要领	3
6．按摩后工作	6–1 按摩后服务	6–1–1 能嘱宾客按摩后忌冷饮、避风寒 6–1–2 能为宾客预约按摩时间	按摩后服务工作	1）饮食及保养指导 2）为宾客预约按摩时间的技巧、方法	（1）方法：讲授法、演示法、实训（练习）法 （2）重点与难点：按摩后服务工作要点，为宾客预约时间	1
	6–2 操作间整理	6–2–1 能对操作间环境进行消毒 6–2–2 能对操作间置换按摩用品、用具	按摩后整理工作	1）操作间消毒 2）按摩用品、用具的置换	（1）方法：讲授法、演示法、实训（练习）法 （2）重点：操作间消毒 （3）难点：按摩用品、用具的置换	1
课堂学时合计						132

附录 5　二级 / 技师职业技能培训要求与课程规范对照表

2.1.5　二级 / 技师职业技能培训要求			2.2.5　二级 / 技师职业技能培训课程规范			
职业功能模块（模块）	培训内容（课程）	技能目标	学习单元	课程内容	培训建议	课堂学时
1．全身按摩	1-1　揉腹法	1-1-1　能使用揉腹法对消化系统常见病进行保健按摩 （1）能使用揉腹法对胃及十二指肠溃疡进行保健按摩 （2）能使用揉腹法对胆囊炎进行保健按摩	（1）消化系统常见病的揉腹保健按摩	1）胃及十二指肠溃疡相关知识 ①表现 ②原因	（1）方法：讲授法、演示法、实训（练习）法 （2）重点：胃及十二指肠溃疡、胆囊炎相关知识 （3）难点：胃及十二指肠溃疡、胆囊炎的揉腹操作要领	2
				2）胃及十二指肠溃疡按摩常用手法与穴位		
				3）胃及十二指肠溃疡按摩注意事项		
				4）胃及十二指肠溃疡按摩操作 ①双手揉腹 ②拇指点按溃疡穴 ③拇指点按脾俞、胃俞穴 ④拇指点揉足三里穴		
				5）胆囊炎相关知识 ①表现 ②原因		
				6）胆囊炎按摩常用手法与穴位		
				7）胆囊炎按摩注意事项		
				8）胆囊炎按摩操作 ①双手揉腹 ②拇指点按肝俞、胆俞穴 ③拇指点揉胆囊穴 ④拇指点揉阳陵泉穴		
		1-1-2　能使用揉腹法对运动系统常见病进行保健按摩 （1）能使用揉腹法对肩周炎进行保健按摩 （2）能使用揉腹法对增生性膝关节炎进行保健按摩	（2）运动系统常见病的揉腹保健按摩	1）肩周炎相关知识 ①表现 ②原因	（1）方法：讲授法、演示法、实训（练习）法	2
				2）肩周炎按摩常用手法与穴位		
				3）肩周炎按摩注意事项		
				4）肩周炎按摩操作 ①双手揉腹 ②拇指点按肝俞、肾俞穴 ③拇指点揉肩前、肩髃、肩髎、肩贞、天宗等穴		

续表

2.1.5 二级 / 技师职业技能培训要求			2.2.5 二级 / 技师职业技能培训课程规范			
职业功能模块（模块）	培训内容（课程）	技能目标	学习单元	课程内容	培训建议	课堂学时
1．全身按摩	1–1 揉腹法	1–1–2 能使用揉腹法对运动系统常见病进行保健按摩 （1）能使用揉腹法对肩周炎进行保健按摩 （2）能使用揉腹法对增生性膝关节炎进行保健按摩	（2）运动系统常见病的揉腹保健按摩	5）增生性膝关节炎相关知识 ①表现 ②原因 6）增生性膝关节炎按摩常用手法与穴位 7）增生性膝关节炎按摩注意事项 8）增生性膝关节炎按摩操作 ①双手揉腹 ②拇指点按肝俞、肾俞穴 ③拇指点揉梁丘、血海、鹤顶、犊鼻、足三里、阳陵泉等穴	（2）重点：肩周炎、增生性膝关节炎相关知识 （3）难点：肩周炎、增生性膝关节炎的揉腹操作要领	
		1–1–3 能使用揉腹法对生殖系统常见病进行保健按摩 （1）能使用揉腹法对阳痿进行保健按摩 （2）能使用揉腹法对月经不调进行保健按摩	（3）生殖系统常见病的揉腹保健按摩	1）阳痿相关知识 ①表现 ②原因 2）阳痿按摩常用手法与穴位 3）阳痿按摩注意事项 4）阳痿按摩操作 ①双手揉腹 ②拇指点按肾俞、关元俞、八髎等穴 ③拇指点揉气海、关元等穴 5）月经不调相关知识 ①表现 ②原因 6）月经不调按摩常用手法与穴位 7）月经不调按摩注意事项 8）月经不调按摩操作 ①双手揉腹 ②拇指点按肝俞、脾俞、肾俞、八髎等穴 ③拇指点揉血海、足三里、三阴交等穴	（1）方法：讲授法、演示法、实训（练习）法 （2）重点：阳痿、月经不调相关知识 （3）难点：阳痿、月经不调的揉腹操作要领	2

续表

2.1.5 二级 / 技师职业技能培训要求			2.2.5 二级 / 技师职业技能培训课程规范			
职业功能模块（模块）	培训内容（课程）	技能目标	学习单元	课程内容	培训建议	课堂学时
1．全身按摩	1–1 揉腹法	1–1–4 能使用揉腹法对内分泌系统常见病进行保健按摩 （1）能使用揉腹法对肥胖进行保健按摩 （2）能使用揉腹法对糖尿病进行保健按摩	（4）内分泌系统常见病的揉腹保健按摩	1）肥胖相关知识 ①表现 ②原因 2）肥胖按摩常用手法与穴位 3）肥胖按摩注意事项 4）肥胖按摩操作 ①双手揉腹 ②拇指点按脾俞、胃俞等穴 ③拇指点揉上脘、中脘、下脘等穴 5）糖尿病相关知识 ①表现 ②原因 6）糖尿病按摩常用手法与穴位 7）糖尿病按摩注意事项 8）糖尿病按摩操作 ①双手揉腹 ②拇指点按肺俞、肝俞、脾俞、肾俞等穴 ③拇指点揉天枢、地机、三阴交等穴	（1）方法：讲授法、演示法、实训（练习）法 （2）重点：肥胖、糖尿病相关知识 （3）难点：肥胖、糖尿病的揉腹操作要领	2
	1–2 振腹法	1–2–1 能使用振腹法对消化系统常见病进行保健按摩 （1）能使用振腹法对胃下垂进行保健按摩 （2）能使用振腹法对胃神经官能症进行保健按摩	（1）消化系统常见病的振腹保健按摩	1）胃下垂相关知识 ①表现 ②原因 2）胃下垂按摩常用手法与穴位 3）胃下垂按摩注意事项 4）胃下垂按摩操作 ①振腹或双手揉腹 ②拇指点揉百会穴 ③拇指点按关元穴 5）胃神经官能症相关知识 ①表现 ②原因	（1）方法：讲授法、演示法、实训（练习）法	2

续表

2.1.5 二级 / 技师职业技能培训要求			2.2.5 二级 / 技师职业技能培训课程规范			
职业功能模块（模块）	培训内容（课程）	技能目标	学习单元	课程内容	培训建议	课堂学时
1．全身按摩	1–2 振腹法	1–2–1 能使用振腹法对消化系统常见病进行保健按摩 （1）能使用振腹法对胃下垂进行保健按摩 （2）能使用振腹法对胃神经官能症进行保健按摩	（1）消化系统常见病的振腹保健按摩	6）胃神经官能症按摩常用手法与穴位 7）胃神经官能症按摩注意事项 8）胃神经官能症按摩操作 ①振腹或双手揉腹 ②拇指点按肝俞、胆俞、脾俞、胃俞穴 ③拇指点揉中脘、天枢、足三里、丰隆等穴	（2）重点：胃下垂、胃神经官能症相关知识 （3）难点：胃下垂、胃神经官能症的振腹及揉腹操作要领	
		1–2–2 能使用振腹法对运动系统常见病进行保健按摩 （1）能使用振腹法对腰椎间盘突出症进行保健按摩 （2）能使用振腹法对腰肌劳损进行保健按摩	（2）运动系统常见病的振腹保健按摩	1）腰椎间盘突出症相关知识 ①表现 ②原因 2）腰椎间盘突出症按摩常用手法与穴位 3）腰椎间盘突出症按摩注意事项 4）腰椎间盘突出症按摩操作 ①振腹或双手揉腹 ②拇指点揉夹脊穴 ③拇指点按肾俞、大肠俞、环跳、承扶、殷门、委中等穴 5）腰肌劳损相关知识 ①表现 ②原因 6）腰肌劳损按摩常用手法与穴位 7）腰肌劳损按摩注意事项 8）腰肌劳损按摩操作 ①振腹或双手揉腹 ②拇指点按肝俞、脾俞、肾俞、大肠俞等穴 ③拇指点揉委中、承山、昆仑等穴	（1）方法：讲授法、演示法、实训（练习）法 （2）重点：腰椎间盘突出症、腰肌劳损相关知识 （3）难点：腰椎间盘突出症、腰肌劳损的振腹及揉腹操作要领	3

续表

2.1.5 二级 / 技师职业技能培训要求			2.2.5 二级 / 技师职业技能培训课程规范			
职业功能模块（模块）	培训内容（课程）	技能目标	学习单元	课程内容	培训建议	课堂学时
1．全身按摩	1-2 振腹法	1-2-3 能使用振腹法对生殖系统常见病进行保健按摩 （1）能使用振腹法对痛经进行保健按摩 （2）能使用振腹法对前列腺增生进行保健按摩	（3）生殖系统常见病的振腹保健按摩	1）痛经相关知识 ①表现 ②原因	（1）方法：讲授法、演示法、实训（练习）法 （2）重点：痛经、前列腺增生相关知识 （3）难点：痛经、前列腺增生的振腹及揉腹操作要领	2
				2）痛经按摩常用手法与穴位		
				3）痛经按摩注意事项		
				4）痛经按摩操作 ①振腹或双手揉腹 ②拇指点揉三阴交穴 ③拇指点按肾俞、八髎、关元、中极等穴		
				5）前列腺增生相关知识 ①表现 ②原因		
				6）前列腺增生按摩常用手法与穴位		
				7）前列腺增生按摩注意事项		
				8）前列腺增生按摩操作 ①振腹或双手揉腹 ②拇指点按中极、归来穴 ③拇指点揉三阴交、太冲等穴		
		1-2-4 能使用振腹法对内分泌系统常见病进行保健按摩 （1）能使用振腹法对乳腺增生进行保健按摩 （2）能使用振腹法对甲状腺结节进行保健按摩	（4）内分泌系统常见病的振腹保健按摩	1）乳腺增生相关知识 ①表现 ②原因	（1）方法：讲授法、演示法、实训（练习）法	2
				2）乳腺增生按摩常用手法与穴位		
				3）乳腺增生按摩注意事项		
				4）乳腺增生按摩操作 ①振腹或双手揉腹 ②拇指点揉期门、云门、中府等穴 ③拇指点按太冲、三阴交等穴		

续表

2.1.5 二级 / 技师职业技能培训要求			2.2.5 二级 / 技师职业技能培训课程规范			
职业功能模块（模块）	培训内容（课程）	技能目标	学习单元	课程内容	培训建议	课堂学时
1．全身按摩	1–2 振腹法	1–2–4 能使用振腹法对内分泌系统常见病进行保健按摩 （1）能使用振腹法对乳腺增生进行保健按摩 （2）能使用振腹法对甲状腺结节进行保健按摩	（4）内分泌系统常见病的振腹保健按摩	5）甲状腺结节相关知识 ①表现 ②原因	（2）重点：乳腺增生、甲状腺结节相关知识 （3）难点：乳腺增生及甲状腺结节的振腹及揉腹操作要领	
				6）甲状腺结节按摩常用手法与穴位		
				7）甲状腺结节按摩注意事项		
				8）甲状腺结节按摩操作 ①振腹或双手揉腹 ②拇指点揉天突、缺盆、水突等穴 ③拇指点揉三阴交、太冲、太溪等穴		
2．脊柱按摩	2–1 颈椎相关病按摩	2–1–1 能对颈型颈椎病进行手法按摩	（1）颈型颈椎病按摩	1）颈型颈椎病相关知识 ①表现 ②原因	（1）方法：讲授法、演示法、实训（练习）法 （2）重点：颈型颈椎病的按摩常用手法与穴位 （3）难点：颈型颈椎病的按摩操作要领	3
				2）颈型颈椎病按摩常用手法与穴位		
				3）颈型颈椎病按摩注意事项		
				4）颈型颈椎病按摩操作 **受术者俯卧位：** ①拇指与四指拿揉颈项部 ②拇指拨揉颈椎棘突两侧 ③拇指点揉颈部腧穴 ④双手四指与掌根或大鱼际拿揉颈肩部 ⑤拇指点揉肩部腧穴 ⑥侧擦法擦颈肩部 ⑦侧击法叩击颈肩部 ⑧双手牵拉颈部肌肉与韧带 ⑨双手拔伸颈椎 ⑩单手虎口拨揉颈项部 **受术者仰卧位：** 双手重叠揉腹		

续表

2.1.5 二级 / 技师职业技能培训要求			2.2.5 二级 / 技师职业技能培训课程规范			
职业功能模块（模块）	培训内容（课程）	技能目标	学习单元	课程内容	培训建议	课堂学时
2．脊柱按摩	2–1 颈椎相关病按摩	2–1–2 能对落枕进行手法按摩	（2）落枕按摩	1）落枕相关知识 ①表现 ②原因	（1）方法：讲授法、演示法、实训（练习）法 （2）重点：落枕的按摩常用手法与穴位 （3）难点：落枕的按摩操作要领	2
				2）落枕按摩常用手法与穴位		
				3）落枕按摩注意事项		
				4）落枕按摩操作 ①拇指点揉手三里、合谷、落枕穴 ②双手拿揉颈肩部 ③拇指拨揉棘突两侧 ④拇指点揉风池、风府、天宗、肩外俞等穴 ⑤前臂滚法滚肩背部 ⑥虚掌拍打肩背部 ⑦双手牵引颈部		
		2–1–3 能对小儿肌性斜颈进行手法按摩	（3）小儿肌性斜颈按摩	1）小儿肌性斜颈相关知识 ①表现 ②原因	（1）方法：讲授法、演示法、实训（练习）法 （2）重点：小儿肌性斜颈的按摩常用手法与穴位 （3）难点：小儿肌性斜颈的按摩操作要领	2
				2）小儿肌性斜颈按摩常用手法与穴位		
				3）小儿肌性斜颈按摩注意事项		
				4）小儿肌性斜颈按摩操作 ①拇指轻揉患侧胸锁乳突肌 ②拇指指腹直推患侧胸锁乳突肌 ③拇指与食指、中指拿揉颈项部 ④拇指拨揉患侧胸锁乳突肌 ⑤拇指与食指、中指捏揉患侧胸锁乳突肌 ⑥双手牵拉胸锁乳突肌 ⑦双手旋转头颈部		

续表

<table>
<tr><td colspan="3">2.1.5　二级 / 技师职业技能培训要求</td><td colspan="4">2.2.5　二级 / 技师职业技能培训课程规范</td></tr>
<tr><td>职业功能模块（模块）</td><td>培训内容（课程）</td><td>技能目标</td><td>学习单元</td><td>课程内容</td><td>培训建议</td><td>课堂学时</td></tr>
<tr><td rowspan="8">2. 脊柱按摩</td><td rowspan="4">2-1　颈椎相关病按摩</td><td rowspan="4">2-1-4　能对颈源性眩晕进行手法按摩</td><td rowspan="4">（4）颈源性眩晕按摩</td><td>1）颈源性眩晕相关知识
①表现
②原因</td><td rowspan="4">（1）方法：讲授法、演示法、实训（练习）法
（2）重点：颈源性眩晕的按摩常用手法与穴位
（3）难点：颈源性眩晕的按摩操作要领</td><td rowspan="4">3</td></tr>
<tr><td>2）颈源性眩晕按摩常用手法与穴位</td></tr>
<tr><td>3）颈源性眩晕按摩注意事项</td></tr>
<tr><td>4）颈源性眩晕按摩操作
受术者仰卧位：
①双手大鱼际分抹前额
②双手拇指按揉太阳穴
③双手拇指轻揉眼眶
④拇指和食指捏揉眉弓
⑤两手拇指点按眼周穴位
⑥双手拇指点揉头部五经
⑦双手多指指腹点揉颞侧
⑧中指指端勾点风池、风府穴
⑨双手十指梳理头皮
⑩双手拔伸颈部
受术者俯卧位：
①双手拿揉颈肩部
②双手拇指拨棘突两侧
③双手拇指点按肩井、肩中俞、肩外俞穴
④侧㨰法㨰肩部
⑤侧击法叩击肩部</td></tr>
<tr><td rowspan="4">2-2　胸椎相关病按摩</td><td rowspan="4">2-2-1　能对背肌筋膜炎进行手法按摩</td><td rowspan="4">（1）背肌筋膜炎按摩</td><td>1）背肌筋膜炎相关知识
①表现
②原因</td><td rowspan="4">（1）方法：讲授法、演示法、实训（练习）法
（2）重点：背肌筋膜炎的按摩常用手法与穴位</td><td rowspan="4">3</td></tr>
<tr><td>2）背肌筋膜炎按摩常用手法与穴位</td></tr>
<tr><td>3）背肌筋膜炎按摩注意事项</td></tr>
<tr><td>4）背肌筋膜炎按摩操作
受术者俯卧位：
①双手按揉肩背部
②双手拇指拨棘突两侧
③双手拇指点揉大杼、心俞、脾俞等穴
④侧㨰法㨰棘突两侧肌肉</td></tr>
</table>

续表

2.1.5 二级 / 技师职业技能培训要求			2.2.5 二级 / 技师职业技能培训课程规范			
职业功能模块（模块）	培训内容（课程）	技能目标	学习单元	课程内容	培训建议	课堂学时
2．脊柱按摩	2-2 胸椎相关病按摩	2-2-1 能对背肌筋膜炎进行手法按摩	（1）背肌筋膜炎按摩	⑤小鱼际擦背部 ⑥手掌直推肩背部 **受术者坐位：** ①扩胸牵拉法拉伸胸大肌 ②坐位扭转法拉伸背阔肌 ③坐位前屈法拉伸竖脊肌	（3）难点：背肌筋膜炎的按摩操作要领	
		2-2-2 能对胸椎小关节紊乱进行手法按摩	（2）胸椎小关节紊乱按摩	1）胸椎小关节紊乱相关知识 ①表现 ②原因	（1）方法：讲授法、演示法、实训（练习）法 （2）重点：胸椎小关节紊乱的按摩常用手法与穴位 （3）难点：胸椎小关节紊乱的按摩操作要领	3
				2）胸椎小关节紊乱按摩常用手法与穴位		
				3）胸椎小关节紊乱按摩注意事项		
				4）胸椎小关节紊乱按摩操作 ①双手直推肩背部 ②双手按揉肩背部 ③双手拇指拨棘突两侧 ④双手掌按压棘突两侧 ⑤端提法提拉胸椎		
		2-2-3 能对脊源性心悸进行手法按摩	（3）脊源性心悸按摩	1）脊源性心悸相关知识 ①表现 ②原因	（1）方法：讲授法、演示法、实训（练习）法 （2）重点：脊源性心悸的按摩常用手法与穴位 （3）难点：脊源性心悸的按摩操作要领	2
				2）脊源性心悸按摩常用手法与穴位		
				3）脊源性心悸按摩注意事项		
				4）脊源性心悸按摩操作 **受术者俯卧位：** ①双手轻揉背部 ②双手拇指点按胸椎夹脊穴 ③双手拇指拨揉胸椎棘突两侧 ④双手拇指点揉肺俞、膈俞、肝俞、脾俞等穴 ⑤侧擦法擦胸椎两侧 **受术者坐位：** 端提法提拉胸椎		

续表

<table>
<tr><td colspan="3">2.1.5　二级 / 技师职业技能培训要求</td><td colspan="4">2.2.5　二级 / 技师职业技能培训课程规范</td></tr>
<tr><td>职业功能模块（模块）</td><td>培训内容（课程）</td><td>技能目标</td><td>学习单元</td><td>课程内容</td><td>培训建议</td><td>课堂学时</td></tr>
<tr><td rowspan="8">2．脊柱按摩</td><td rowspan="4">2–2　胸椎相关病按摩</td><td rowspan="4">2–2–4　能对脊源性胃脘痛进行手法按摩</td><td rowspan="4">（4）脊源性胃脘痛按摩</td><td>1）脊源性胃脘痛相关知识
①表现
②原因</td><td rowspan="4">（1）方法：讲授法、演示法、实训（练习）法
（2）重点：脊源性胃脘痛的按摩常用手法与穴位
（3）难点：脊源性胃脘痛的按摩操作要领</td><td rowspan="4">2</td></tr>
<tr><td>2）脊源性胃脘痛按摩常用手法与穴位</td></tr>
<tr><td>3）脊源性胃脘痛按摩注意事项</td></tr>
<tr><td>4）脊源性胃脘痛按摩操作
受术者俯卧位：
①双手直推背腰部
②双手轻揉背腰部
③双手拇指拨揉胸椎棘突两侧
④双手拇指点揉肝俞、脾俞、胃俞等穴
⑤侧擦法擦胸椎两侧
受术者坐位：
端提法提拉胸椎</td></tr>
<tr><td rowspan="4">2–3　腰骶椎相关病按摩</td><td rowspan="4">2–3–1　能对腰肌劳损进行手法按摩</td><td rowspan="4">（1）腰肌劳损按摩</td><td>1）腰肌劳损相关知识
①表现
②原因</td><td rowspan="4">（1）方法：讲授法、演示法、实训（练习）法
（2）重点：腰肌劳损的按摩常用手法与穴位
（3）难点：腰肌劳损的按摩操作要领</td><td rowspan="4">2</td></tr>
<tr><td>2）腰肌劳损按摩常用手法与穴位</td></tr>
<tr><td>3）腰肌劳损按摩注意事项</td></tr>
<tr><td>4）腰肌劳损按摩操作
受术者俯卧位：
①手掌直推背腰部
②双手按揉背腰部
③双手拇指拨背腰部棘突两侧肌肉
④双手拇指点揉脾俞、肾俞、大肠俞等穴
⑤侧擦法擦棘突两侧
⑥手掌擦命门、腰阳关穴
⑦双手拇指点按环跳、委中、承山等穴</td></tr>
</table>

续表

2.1.5 二级／技师职业技能培训要求			2.2.5 二级／技师职业技能培训课程规范			
职业功能模块（模块）	培训内容（课程）	技能目标	学习单元	课程内容	培训建议	课堂学时
2．脊柱按摩	2-3 腰骶椎相关病按摩	2-3-1 能对腰肌劳损进行手法按摩	（1）腰肌劳损按摩	⑧双手空拳叩击臀部及下肢后侧 **受术者坐位：** ①坐位前屈法拉伸竖脊肌 ②坐位侧屈法拉伸腰方肌 ③抱膝伸髋法拉伸髂腰肌		
		2-3-2 能对腰椎间盘突出症进行手法按摩	（2）腰椎间盘突出症按摩	1）腰椎间盘突出症相关知识 ①表现 ②原因	（1）方法：讲授法、演示法、实训（练习）法 （2）重点：腰椎间盘突出症的按摩常用手法与穴位 （3）难点：腰椎间盘突出症的按摩操作要领	3
				2）腰椎间盘突出症按摩常用手法与穴位		
				3）腰椎间盘突出症按摩注意事项		
				4）腰椎间盘突出症按摩操作 **受术者坐位：** ①拇指拨揉手三里穴 ②双手重叠揉腹 **受术者俯卧位：** ①双手直推背腰部 ②拇指点按夹脊穴 ③侧擦或立擦法擦背腰部及下肢后侧 ④拇指或肘尖点压臀部疼痛点及环跳、委中、承山等穴 ⑤双手空拳叩击臀部及下肢后侧 ⑥单手掌直推下肢后侧		
		2-3-3 能对急性腰扭伤进行手法按摩	（3）急性腰扭伤按摩	1）急性腰扭伤相关知识 ①表现 ②原因	（1）方法：讲授法、演示法、实训（练习）法 （2）重点：急性腰扭伤的按摩常用手法与穴位	2
				2）急性腰扭伤按摩常用手法与穴位		
				3）急性腰扭伤按摩注意事项		

续表

2.1.5　二级 / 技师职业技能培训要求			2.2.5　二级 / 技师职业技能培训课程规范			
职业功能模块（模块）	培训内容（课程）	技能目标	学习单元	课程内容	培训建议	课堂学时
2．脊柱按摩	2-3　腰骶椎相关病按摩	2-3-3　能对急性腰扭伤进行手法按摩	（3）急性腰扭伤按摩	4）急性腰扭伤按摩操作 ①拇指按揉手三里或腰痛点穴 ②双手直推背腰部 ③拇指或掌根轻揉脊柱两侧 ④多指与掌根提拿腰、臀部两侧 ⑤双手拇指按揉环跳、委中、承山等穴	（3）难点：急性腰扭伤的按摩操作要领	
		2-3-4　能对骶髂关节损伤进行手法按摩	（4）骶髂关节损伤按摩	1）骶髂关节损伤相关知识 ①表现 ②原因	（1）方法：讲授法、演示法、实训（练习）法 （2）重点：骶髂关节损伤的按摩常用手法与穴位 （3）难点：骶髂关节损伤的按摩操作要领	3
				2）骶髂关节损伤按摩常用手法与穴位		
				3）骶髂关节损伤按摩注意事项		
				4）骶髂关节损伤按摩操作 **受术者俯卧位：** ①双手按揉腰骶部 ②前臂㨰八髎区及臀部两侧 ③拇指拨揉小肠俞、关元俞、秩边等穴 ④双手空拳叩击腰骶部 ⑤手掌擦八髎区 **受术者仰卧位：** ①屈膝法拉伸股四头肌 ②双手挤压骨盆 ③屈髋屈膝法拉伸臀大肌		
3．反射疗法	3-1　常见病耳部反射区疗法	3-1-1　能对扁桃体炎症状进行耳部反射区调理	（1）扁桃体炎的耳部反射区疗法	1）扁桃体炎的耳部反射区选择	（1）方法：讲授法、演示法、实训（练习）法 （2）重点与难点：扁桃体炎的耳部反射区选择与按摩方法	1
				2）扁桃体炎的耳部反射区消毒		
				3）扁桃体炎的耳部反射区压豆		
				4）扁桃体炎的耳部反射区按摩		

续表

2.1.5 二级 / 技师职业技能培训要求			2.2.5 二级 / 技师职业技能培训课程规范			
职业功能模块（模块）	培训内容（课程）	技能目标	学习单元	课程内容	培训建议	课堂学时
3．反射疗法	3-1 常见病耳部反射区疗法	3-1-2 能对结膜炎症状进行耳部反射区调理	（2）结膜炎的耳部反射区疗法	1）结膜炎的耳部反射区选择 2）结膜炎的耳部反射区消毒 3）结膜炎的耳部反射区压豆 4）结膜炎的耳部反射区按摩	（1）方法：讲授法、演示法、实训（练习）法 （2）重点与难点：结膜炎的耳部反射区选择与按摩方法	1
		3-1-3 能对肥胖症状进行耳部反射区调理	（3）肥胖的耳部反射区疗法	1）肥胖的耳部反射区选择 2）肥胖的耳部反射区消毒 3）肥胖的耳部反射区压豆 4）肥胖的耳部反射区按摩	（1）方法：讲授法、演示法、实训（练习）法 （2）重点与难点：肥胖的耳部反射区选择与按摩方法	1
		3-1-4 能对便秘症状进行耳部反射区调理	（4）便秘的耳部反射区疗法	1）便秘的耳部反射区选择 2）便秘的耳部反射区消毒 3）便秘的耳部反射区压豆 4）便秘的耳部反射区按摩	（1）方法：讲授法、演示法、实训（练习）法 （2）重点与难点：便秘的耳部反射区选择与按摩方法	1
		3-1-5 能对假性近视症状进行耳部反射区调理	（5）假性近视的耳部反射区疗法	1）假性近视的耳部反射区选择 2）假性近视的耳部反射区消毒 3）假性近视的耳部反射区压豆 4）假性近视的耳部反射区按摩	（1）方法：讲授法、演示法、实训（练习）法 （2）重点与难点：假性近视的耳部反射区选择与按摩方法	1
		3-1-6 能对失眠症状进行耳部反射区调理	（6）失眠的耳部反射区疗法	1）失眠的耳部反射区选择 2）失眠的耳部反射区消毒 3）失眠的耳部反射区压豆 4）失眠的耳部反射区按摩	（1）方法：讲授法、演示法、实训（练习）法 （2）重点与难点：失眠的耳部反射区选择与按摩方法	1

续表

2.1.5 二级 / 技师职业技能培训要求			2.2.5 二级 / 技师职业技能培训课程规范			
职业功能模块（模块）	培训内容（课程）	技能目标	学习单元	课程内容	培训建议	课堂学时
3．反射疗法	3-1 常见病耳部反射区疗法	3-1-7 能对消化不良症状进行耳部反射区调理	（7）消化不良的耳部反射区疗法	1）消化不良的耳部反射区选择 2）消化不良的耳部反射区消毒 3）消化不良的耳部反射区压豆 4）消化不良的耳部反射区按摩	（1）方法：讲授法、演示法、实训（练习）法 （2）重点与难点：消化不良的耳部反射区选择与按摩方法	1
		3-1-8 能对痛经症状进行耳部反射区调理	（8）痛经的耳部反射区疗法	1）痛经的耳部反射区选择 2）痛经的耳部反射区消毒 3）痛经的耳部反射区压豆 4）痛经的耳部反射区按摩	（1）方法：讲授法、演示法、实训（练习）法 （2）重点与难点：痛经的耳部反射区选择与按摩方法	1
		3-1-9 能对颈椎病症状进行耳部反射区调理	（9）颈椎病的耳部反射区疗法	1）颈椎病的耳部反射区选择 2）颈椎病的耳部反射区消毒 3）颈椎病的耳部反射区压豆 4）颈椎病的耳部反射区按摩	（1）方法：讲授法、演示法、实训（练习）法 （2）重点与难点：颈椎病的耳部反射区选择与按摩操作	1
		3-1-10 能对腰痛症状进行耳部反射区调理	（10）腰痛的耳部反射区疗法	1）腰痛的耳部反射区选择 2）腰痛的耳部反射区消毒 3）腰痛的耳部反射区压豆 4）腰痛的耳部反射区按摩	（1）方法：讲授法、演示法、实训（练习）法 （2）重点与难点：腰痛的耳部反射区选择与按摩方法	1
	3-2 常见病手部反射疗法	3-2-1 能对五脏不适症进行手部反射区按摩	（1）五脏不适症的手部反射区按摩	1）五脏反射区按摩适应证 ①心反射区按摩适应证 ②肝反射区按摩适应证 ③脾反射区按摩适应证 ④肺反射区按摩适应证 ⑤肾反射区按摩适应证 ⑥心包反射区按摩适应证	（1）方法：讲授法、演示法、实训（练习）法	2

续表

<table>
<tr><th colspan="3">2.1.5 二级 / 技师职业技能培训要求</th><th colspan="4">2.2.5 二级 / 技师职业技能培训课程规范</th></tr>
<tr><th>职业功能模块（模块）</th><th>培训内容（课程）</th><th>技能目标</th><th>学习单元</th><th>课程内容</th><th>培训建议</th><th>课堂学时</th></tr>
<tr><td rowspan="3">3．反射疗法</td><td rowspan="3">3-2 常见病手部反射疗法</td><td>3-2-1 能对五脏不适症进行手部反射区按摩</td><td>（1）五脏不适症的手部反射区按摩</td><td>2）五脏不适症手部反射区按摩操作
①四指指腹推掌心
②双手拇指推掌心、大小鱼际及肝反射区
③双手拇指八字推掌心及大小鱼际
④拇指点压心、肝、脾、肺、肾及心包反射区
⑤拇指刮心、肝、脾、肺、肾及心包反射区
⑥拇指按揉心、小肠、肝、肾、脾、胃、肺、大肠、心包、肾及膀胱反射区
⑦食指关节点压心、肝、脾、肺、肾及心包反射区
⑧拇指按揉肺脏反射区
⑨全掌擦掌心
⑩空拳叩心、肝、脾、肺、肾反射区及掌心
⑪双手拇指及大鱼际分推手背</td><td>（2）重点：五脏反射区按摩适应证
（3）难点：五脏不适症手部反射区按摩操作</td><td></td></tr>
<tr><td rowspan="2">3-2-2 能对六腑不适症进行手部反射区按摩</td><td rowspan="2">（2）六腑不适症的手部反射区按摩</td><td>1）六腑反射区按摩适应证
①胆反射区按摩适应证
②胃反射区按摩适应证
③小肠反射区按摩适应证
④大肠反射区按摩适应证
⑤膀胱反射区按摩适应证
⑥三焦反射区按摩适应证</td><td rowspan="2">（1）方法：讲授法、演示法、实训（练习）法
（2）重点：六腑反射区按摩适应证</td><td rowspan="2">2</td></tr>
<tr><td>2）六腑不适症手部反射区按摩操作
①四指指腹推掌心
②双手拇指推掌心及大小鱼际
③双手拇指八字推掌心及大小鱼际
④拇指点压胆、胃、小肠、大肠、膀胱、三焦反射区</td></tr>
</table>

续表

2.1.5　二级 / 技师职业技能培训要求			2.2.5　二级 / 技师职业技能培训课程规范			
职业功能模块（模块）	培训内容（课程）	技能目标	学习单元	课程内容	培训建议	课堂学时
3．反射疗法	3–2　常见病手部反射疗法	3–2–2　能对六腑不适症进行手部反射区按摩	（2）六腑不适症的手部反射区按摩	⑤拇指刮胆、胃、肺、大肠、小肠、膀胱、三焦反射区 ⑥拇指按揉胆、肝、胃、脾、肾、小肠、大肠、膀胱、三焦及心包反射区 ⑦食指关节点压胆、胃、小肠、大肠、膀胱、三焦及心包反射区 ⑧全掌擦掌心 ⑨空拳叩胆、胃、小肠、大肠、膀胱、心反射区及掌心 ⑩双手拇指及大鱼际分推手背	（3）难点：六腑不适症手部反射区按摩操作	
4．制定保健按摩方案	4–1　体质辨识	4–1–1　能辨析九种体质的基本类型及特征	（1）九种体质的基本类型及特征	1）体质概念	（1）方法：讲授法 （2）重点：阳虚质体质特征 （3）难点：特禀质体质特征	4
				2）平和质体质特征 ①平和质总体特征 ②平和质形体特征 ③平和质心理特征		
				3）气虚质体质特征		
				4）阳虚质体质特征		
				5）阴虚质体质特征		
				6）痰湿质体质特征		
				7）湿热质体质特征		
				8）血瘀质体质特征		
				9）气郁质体质特征		
				10）特禀质体质特征		
		4–1–2　能根据宾客身体状况确定相应体质	（2）宾客体质的确认	1）运用望诊确定体质类型	（1）方法：讲授法 （2）重点与难点：望、闻、问、切在体质确认中的运用	1
				2）运用闻诊确定体质类型		
				3）运用问诊确定体质类型		
				4）运用触诊确定体质类型		

续表

2.1.5 二级 / 技师职业技能培训要求			2.2.5 二级 / 技师职业技能培训课程规范			
职业功能模块（模块）	培训内容（课程）	技能目标	学习单元	课程内容	培训建议	课堂学时
4．制定保健按摩方案	4-2 体质保健	4-2-1 能对不同体质制定相应的保健按摩方案	（1）制定不同体质的保健按摩方案	1）制定平和质按摩方案	（1）方法：讲授法 （2）重点：各类体质保健按摩方案制定 （3）难点：特禀质按摩方案制定	5
				2）制定气虚质按摩方案		
				3）制定阳虚质按摩方案		
				4）制定阴虚质按摩方案		
				5）制定痰湿质按摩方案		
				6）制定湿热质按摩方案		
				7）制定血瘀质按摩方案		
				8）制定气郁质按摩方案		
				9）制定特禀质按摩方案		
		4-2-2 能对不同体质制定相应的辅助调理方案	（2）制定不同体质的辅助调理方案	1）制定平和质辅助调理方案 ①艾灸 ②刮痧 ③拔罐 ④砭术 ⑤食疗 ⑥运动	（1）方法：讲授法 （2）重点：制定阳虚质辅助调理方案 （3）难点：制定特禀质辅助调理方案	8
				2）制定气虚质辅助调理方案		
				3）制定阳虚质辅助调理方案		
				4）制定阴虚质辅助调理方案		
				5）制定痰湿质辅助调理方案		
				6）制定湿热质辅助调理方案		
				7）制定血瘀质辅助调理方案		
				8）制定气郁质辅助调理方案		
				9）制定特禀质辅助调理方案		
5．培训与指导	5-1 专业培训	5-1-1 能制订培训计划和编写培训教案	（1）制订培训计划和编写培训教案	1）培训计划与教案的概念	（1）方法：讲授法、项目教学法	4
				2）培训计划与教案的特点		

续表

2.1.5　二级 / 技师职业技能培训要求			2.2.5　二级 / 技师职业技能培训课程规范			
职业功能模块（模块）	培训内容（课程）	技能目标	学习单元	课程内容	培训建议	课堂学时
5．培训与指导	5-1　专业培训	5-1-1　能制订培训计划和编写培训教案	（1）制订培训计划和编写培训教案	3）培训计划与教案的编写方法 ①培训需求分析 ②明确培训目的和目标 ③确定培训方案 ④制订培训计划、培训大纲及教案草案	（2）重点与难点：培训过程及培训效果的评估、反馈	
				4）制订培训计划与教案的流程 ①信息采集 ②培训计划与教案编制 ③反馈修订		
				5）培训计划与教案的内容 ①分析需求 ②培训目的 ③培训对象 ④培训内容 ⑤培训师资 ⑥培训方式 ⑦培训时间与地点 ⑧培训费用 ⑨考核结业		
		5-1-2　能对本职业三级 / 高级按摩师及以下人员进行业务培训	（2）对三级 / 高级按摩师及以下人员进行业务培训	1）培训的相关知识 ①培训语言的重要性 ②培训语言的特点、分类和组织技巧 ③培训方法和手段	（1）方法：讲授法、项目教学法 （2）重点与难点：培训过程及培训效果的评估、反馈	8
				2）保健按摩服务群体培训与个别培训教学法 ①保健按摩服务群体培训教学法 ②保健按摩服务个别培训教学法		
				3）按摩服务培训课堂教学过程组织设计 ①编制培训方案 ②课前准备 ③授课 ④评估、反馈、答疑 ⑤改进设计		

续表

2.1.5　二级 / 技师职业技能培训要求			2.2.5　二级 / 技师职业技能培训课程规范			
职业功能模块（模块）	培训内容（课程）	技能目标	学习单元	课程内容	培训建议	课堂学时
5. 培训与指导	5–1　专业培训	5–1–3　能撰写论文	（3）撰写论文	1）论文概述	（1）方法：项目教学法 （2）重点与难点：保健按摩师论文内容	4
				2）保健按摩师论文特点		
				3）保健按摩师论文内容 ①文题 ②作者姓名 ③摘要 ④关键词 ⑤概述 ⑥方法 ⑦结果 ⑧讨论 ⑨参考文献 ⑩附录		
				4）保健按摩师论文撰写步骤 ①资料准备 ②构思 ③拟定提纲 ④拟写草稿 ⑤修改		
				5）保健按摩师论文撰写方法		
	5–2　技能指导	5–2–1　能依据标准制定技术指导方案	（1）制定技能指导方案	1）技能培训教案编写概述	（1）方法：讲授法、案例教学法、讨论法、角色扮演法 （2）重点与难点：培训教案编写设计要点	4
				2）技能培训教案编写设计要点		
				3）技能培训教案编写实践		
				4）注意事项		
		5–2–2　能对三级 / 高级按摩师及以下人员进行技能指导	（2）对三级 / 高级按摩师及以下人员进行技能指导	1）技能指导的概念和方法 ①技能指导的概念 ②技能指导的方法	（1）方法：讲授法、案例教学法 （2）重点与难点：技能指导的过程及效果评定	10
				2）技能指导的组织程序 ①技能指导前准备（场地、按摩用具等） ②指导教师讲解示范与指导练习结合 ③技能考核评价		
				3）技能指导的效果评定 ①技能水平评定 ②知识水平评定 ③态度、礼仪评定 ④综合评定		
课堂学时合计						109

附录 6　一级 / 高级技师职业技能培训要求与课程规范对照表

2.1.6　一级 / 高级技师职业技能培训要求			2.2.6　一级 / 高级技师职业技能培训课程规范			
职业功能模块（模块）	培训内容（课程）	技能目标	学习单元	课程内容	培训建议	课堂学时
1．保健按摩	1-1　疑难杂症按摩	1-1-1　能对高血压受术者进行按摩	（1）高血压按摩	1）高血压定义 2）高血压的主要原因 ①营养过剩 ②血管老化 ③长期情绪紧张 ④其他因素 3）高血压的主要症状 4）用揉腹法按摩治疗高血压 5）高血压按摩的注意事项	（1）方法：讲授法、演示法、实训（练习）法 （2）重点：揉腹法治疗高血压 （3）难点：高血压的主要症状	6
		1-1-2　能对胸痛受术者进行按摩	（2）胸痛按摩	1）胸痛定义 2）胸痛主要原因 ①饮食不节 ②过食肥甘 ③其他因素 3）胸痛的主要症状 4）胸痛的按摩治疗方法 ①点穴 ②揉腹 5）胸痛按摩的注意事项	（1）方法：讲授法、演示法、实训（练习）法 （2）重点：胸痛的症状表现和按摩治疗 （3）难点：胸痛的主要症状	6
		1-1-3　能对糖尿病受术者进行按摩治疗	（3）糖尿病按摩	1）糖尿病定义 2）糖尿病的主要原因 ①饮食不节 ②运动太少 ③其他因素 3）糖尿病的主要症状 4）糖尿病的按摩治疗方法 ①揉腹 ②点穴 5）糖尿病按摩的注意事项	（1）方法：讲授法、演示法、实训（练习）法 （2）重点：糖尿病的原因和按摩治疗 （3）难点：糖尿病的主要症状	4

续表

<table>
<tr><th colspan="3">2.1.6　一级 / 高级技师职业技能培训要求</th><th colspan="4">2.2.6　一级 / 高级技师职业技能培训课程规范</th></tr>
<tr><th>职业功能模块（模块）</th><th>培训内容（课程）</th><th>技能目标</th><th>学习单元</th><th>课程内容</th><th>培训建议</th><th>课堂学时</th></tr>
<tr><td rowspan="2">1．保健按摩</td><td rowspan="2">1-1　疑难杂症按摩</td><td>1-1-4　能对更年期综合征受术者进行按摩治疗</td><td>（4）更年期综合征按摩</td><td>1）更年期综合征定义
2）更年期综合征的主要原因
①情绪
②卵巢功能衰退
③体质、心理和疾病因素
3）更年期综合征的主要症状
①生殖系统症状
②心血管症状
③精神神经症状
④其他症状
4）更年期综合征的按摩治疗方法
①揉腹
②分推胸部至两胁
③点穴
④搓八髎穴
5）更年期综合征按摩的注意事项</td><td>（1）方法：讲授法、演示法、实训（练习）法
（2）重点：更年期综合征的原因和按摩治疗
（3）难点：更年期综合征的主要症状</td><td>4</td></tr>
<tr><td>1-1-5　能对中风后遗症受术者进行按摩</td><td>（5）中风后遗症按摩</td><td>1）中风后遗症定义
2）中风后遗症的主要原因
①情绪
②饮食不节
③过度劳累
④气候变化等因素
3）中风后遗症的主要症状
①神昏、言语謇涩
②半身不遂
③偏身麻木
④口舌歪斜
4）中风后遗症的按摩治疗方法
①揉腹
②点揉头部腧穴
③活动上肢关节
④活动下肢关节
5）中风后遗症按摩的注意事项</td><td>（1）方法：讲授法、演示法、实训（练习）法
（2）重点：中风后遗症的原因和按摩治疗
（3）难点：中风后遗症的主要症状</td><td>8</td></tr>
</table>

续表

<table>
<tr><td colspan="3">2.1.6　一级 / 高级技师职业技能培训要求</td><td colspan="4">2.2.6　一级 / 高级技师职业技能培训课程规范</td></tr>
<tr><td>职业功能模块（模块）</td><td>培训内容（课程）</td><td>技能目标</td><td>学习单元</td><td>课程内容</td><td>培训建议</td><td>课堂学时</td></tr>
<tr><td rowspan="14">1．保健按摩</td><td rowspan="12">1–2　关节按摩</td><td rowspan="4">1–2–1　能用关节按摩手法调理上肢关节常见症状</td><td rowspan="4">（1）关节按摩手法调理上肢关节常见症状</td><td>1）肩关节按摩
①肩关节拔伸法
②肩关节屈伸法
③肩关节摇法</td><td rowspan="4">（1）方法：讲授法、演示法、实训（练习）法
（2）重点与难点：肩关节拔伸法、腕关节拔伸法的操作技巧</td><td rowspan="4">4</td></tr>
<tr><td>2）肘关节按摩
①肘关节拔伸法
②肘关节屈伸法</td></tr>
<tr><td>3）腕关节按摩
①腕关节拔伸法
②腕关节屈伸法</td></tr>
<tr><td>4）指关节按摩
①指关节拔伸法
②指关节屈伸法</td></tr>
<tr><td rowspan="4">1–2–2　能用关节按摩手法调理下肢关节常见症状</td><td rowspan="4">（2）关节按摩手法调理下肢关节常见症状</td><td>1）髋关节按摩
①髋关节拔伸法
②髋关节屈伸法
③髋关节摇法</td><td rowspan="4">（1）方法：讲授法、演示法、实训（练习）法
（2）重点与难点：髋关节拔伸法、踝关节拔伸法的操作技巧</td><td rowspan="4">4</td></tr>
<tr><td>2）膝关节按摩
①膝关节拔伸法
②膝关节屈伸法
③膝关节摇法</td></tr>
<tr><td>3）踝关节按摩
①踝关节拔伸法
②踝关节屈伸法</td></tr>
<tr><td>4）趾关节按摩
①趾关节拔伸法
②趾关节屈伸法</td></tr>
<tr><td rowspan="4">1–2–3　能用关节按摩手法调理背腰部常见症状</td><td rowspan="4">（3）关节按摩手法调理背腰部常见症状</td><td>1）胸椎、腰椎拔伸法</td><td rowspan="4">（1）方法：讲授法、演示法、实训（练习）法
（2）重点与难点：腰椎拔伸法、腰部抖法操作技巧</td><td rowspan="4">4</td></tr>
<tr><td>2）胸椎、腰椎侧位拉伸法</td></tr>
<tr><td>3）腰部摇法</td></tr>
<tr><td>4）腰部抖法</td></tr>
<tr><td rowspan="2">1–3　辅助疗法</td><td rowspan="2">1–3–1　能对受术者进行刮痧操作</td><td rowspan="2">（1）刮痧</td><td>1）刮痧相关知识</td><td rowspan="2">（1）方法：讲授法、演示法、实训（练习）法
（2）重点与难点：刮痧操作</td><td rowspan="2">4</td></tr>
<tr><td>2）刮痧操作</td></tr>
</table>

续表

2.1.6　一级 / 高级技师职业技能培训要求			2.2.6　一级 / 高级技师职业技能培训课程规范			
职业功能模块（模块）	培训内容（课程）	技能目标	学习单元	课程内容	培训建议	课堂学时
1. 保健按摩	1-3　辅助疗法	1-3-2　能对受术者进行拔罐操作	（2）拔罐	1）拔罐相关知识 2）拔罐操作	（1）方法：讲授法、演示法、实训（练习）法 （2）重点与难点：拔罐操作	4
2. 健康管理	2-1　建档	2-1-1　能对受术者的健康信息进行收集	（1）采集受术者健康信息	1）收集受术者的健康管理基本信息 ①健康信息的来源 ②个人基本信息表 2）收集受术者的健康管理专业信息 ①健康信息的基本内容 ②疾病登记表	（1）方法：讲授法、实训（练习）法 （2）重点与难点：个人基本信息表和疾病登记表的制作	2
		2-1-2　能对受术者进行健康评估	（2）对受术者进行健康评估	1）对受术者脏腑状况进行评估 ①对高血压受术者进行评估 ②对胸痛受术者进行评估 ③对糖尿病受术者进行评估 ④对更年期综合征受术者进行评估 ⑤对中风后遗症受术者进行评估 2）对受术者关节状况进行评估 ①对受术者上肢关节进行评估 ②对受术者下肢关节进行评估 ③对受术者背腰部小关节进行评估	（1）方法：讲授法、实训（练习）法 （2）重点与难点：对高血压受术者进行评估、对受术者背腰部小关节进行评估	2
		2-1-3　能为受术者建立档案	（3）建立健康档案	1）健康档案的概念 2）健康档案的内容 3）给受术者建立健康档案 4）给受术者健康档案归类	（1）方法：讲授法、实训（练习）法 （2）重点与难点：给受术者建立健康档案	2

续表

<table>
<tr><th colspan="3">2.1.6　一级 / 高级技师职业技能培训要求</th><th colspan="4">2.2.6　一级 / 高级技师职业技能培训课程规范</th></tr>
<tr><th>职业功能模块（模块）</th><th>培训内容（课程）</th><th>技能目标</th><th>学习单元</th><th>课程内容</th><th>培训建议</th><th>课堂学时</th></tr>
<tr><td rowspan="8">2．健康管理</td><td rowspan="6">2–2　随访</td><td rowspan="2">2–2–1　能通过询问了解受术者健康状况</td><td rowspan="2">（1）分析受术者健康状况</td><td>1）健康状况
①常见体质与治疗的关系
②个体差异与治疗的关系</td><td rowspan="2">（1）方法：讲授法、案例教学法
（2）重点：常见体质与治疗、个体差异与治疗的关系
（3）难点：个体差异与治疗的关系</td><td rowspan="2">2</td></tr>
<tr><td>2）危险因素
①体质对某种致病因素和某些疾病的易感性
②正气、邪气与疾病之间的关系</td></tr>
<tr><td rowspan="4">2–2–2　能定期对受术者进行随访</td><td rowspan="4">（2）对受术者进行随访</td><td>1）随访的方法与技巧</td><td rowspan="4">（1）方法：讲授法、案例教学法
（2）重点与难点：每周及每月随访内容</td><td rowspan="4">2</td></tr>
<tr><td>2）随访的注意事项</td></tr>
<tr><td>3）每周随访
①每周随访内容
②每周随访表</td></tr>
<tr><td>4）每月随访
①每月随访内容
②每月随访表</td></tr>
<tr><td rowspan="2">2–3　分析</td><td rowspan="2">2–3–1　能根据随访结果分析受术者当前健康状况</td><td rowspan="2">（1）分析受术者当前健康状况</td><td>1）疑难杂症受术者健康状况分析
①对高血压受术者进行健康状况分析
②对胸痛受术者进行健康状况分析
③对糖尿病受术者进行健康状况分析
④对更年期综合征受术者进行健康状况分析
⑤对中风后遗症受术者进行健康状况分析</td><td rowspan="2">（1）方法：讲授法、案例教学法
（2）重点与难点：对高血压受术者进行健康状况分析、对受术者背腰部小关节进行健康状况分析</td><td rowspan="2">3</td></tr>
<tr><td>2）关节痛受术者健康状况分析
①对受术者上肢关节进行健康状况分析
②对受术者下肢关节进行健康状况分析
③对受术者背腰部小关节进行健康状况分析</td></tr>
</table>

续表

2.1.6 一级 / 高级技师职业技能培训要求			2.2.6 一级 / 高级技师职业技能培训课程规范			
职业功能模块（模块）	培训内容（课程）	技能目标	学习单元	课程内容	培训建议	课堂学时
2. 健康管理	2-3 分析	2-3-2 能根据受术者健康状况分析愈后发展	（2）分析受术者健康状况愈后发展	1）疑难病受术者进行愈后发展分析 ①对高血压受术者进行愈后发展分析 ②对胸痛受术者进行愈后发展分析 ③对糖尿病受术者进行愈后发展分析 ④对更年期综合征受术者进行愈后发展分析 ⑤对中风后遗症受术者进行愈后发展分析	（1）方法：讲授法、案例教学法 （2）重点与难点：对高血压受术者进行愈后发展分析、对受术者背腰部小关节进行愈后发展分析	3
				2）关节痛受术者进行愈后发展分析 ①对受术者上肢关节进行愈后发展分析 ②对受术者下肢关节进行愈后发展分析 ③对受术者背腰部小关节进行愈后发展分析		
	2-4 指导	2-4-1 能根据受术者健康状况指导保健养生（方案）	（1）指导受术者保健养生	1）健康指导计划设计原则	（1）方法：讲授法、案例教学法 （2）重点与难点：营养指导和情志指导	3
				2）实施健康指导 ①营养指导 ②情志指导 ③身体活动指导		
		2-4-2 能根据健康状况指导受术者选择保健养生方法	（2）指导受术者选择保健养生方法	1）膳食养生指导	（1）方法：讲授法、案例教学法 （2）重点与难点：饮食养生调护指导和身体活动指导	3
				2）饮食养生调护指导		
				3）身体活动指导		
				4）自我按摩指导		
				5）戒烟戒酒指导		
3. 按摩机构管理	3-1 按摩机构建立及企业形象	3-1-1 能根据市场需求建立保健按摩机构	（1）建立保健按摩机构	1）按摩机构（企业）的必备条件	（1）方法：讲授法、案例教学法 （2）重点与难点：企业选址	2
				2）企业选址		
		3-1-2 能通过市场公共关系建立和调整企业形象	（2）建立和调整企业形象	1）店面装潢	（1）方法：讲授法、案例教学法 （2）重点与难点：店内装潢	2
				2）店内装潢		
				3）建立企业形象		

续表

<table>
<tr><th colspan="3">2.1.6　一级 / 高级技师职业技能培训要求</th><th colspan="4">2.2.6　一级 / 高级技师职业技能培训课程规范</th></tr>
<tr><th>职业功能模块（模块）</th><th>培训内容（课程）</th><th>技能目标</th><th>学习单元</th><th>课程内容</th><th>培训建议</th><th>课堂学时</th></tr>
<tr><td rowspan="8">3．按摩机构管理</td><td rowspan="8">3-2　企业管理方法</td><td rowspan="5">3-2-1　能对保健按摩机构进行营销管理</td><td rowspan="5">（1）营销管理</td><td>1）推销与自我推销
①推销的职能
②推销的特点
③自我推销</td><td rowspan="5">（1）方法：讲授法、案例教学法
（2）重点与难点：自我推销和网络营销</td><td rowspan="5">4</td></tr>
<tr><td>2）现场推销
①现场推销定义
②现场推销的方法</td></tr>
<tr><td>3）网络营销
①微信营销
②微博营销
③短视频营销
④电子邮件营销
⑤搜索引擎营销</td></tr>
<tr><td>4）活动营销
①开业活动
②充值活动</td></tr>
<tr><td>5）全员营销</td></tr>
<tr><td rowspan="3">3-2-2　能对保健按摩机构进行人力资源管理</td><td rowspan="3">（2）人力资源管理</td><td>1）人力资源管理
①人力资源管理概念
②人力资源管理的意义</td><td rowspan="3">（1）方法：讲授法、案例教学法
（2）重点与难点：加强员工培训，提高员工素质</td><td rowspan="3">2</td></tr>
<tr><td>2）人力资源管理的任务
①合理配备各级管理人员
②改革招聘制度，择优录用
③做好劳动考核，提供人事管理依据</td></tr>
<tr><td>3）加强员工培训，提高员工素质
①员工培训的形式
②员工培训的方法
③员工培训要求</td></tr>
<tr><td colspan="6">课堂学时合计</td><td>80</td></tr>
</table>

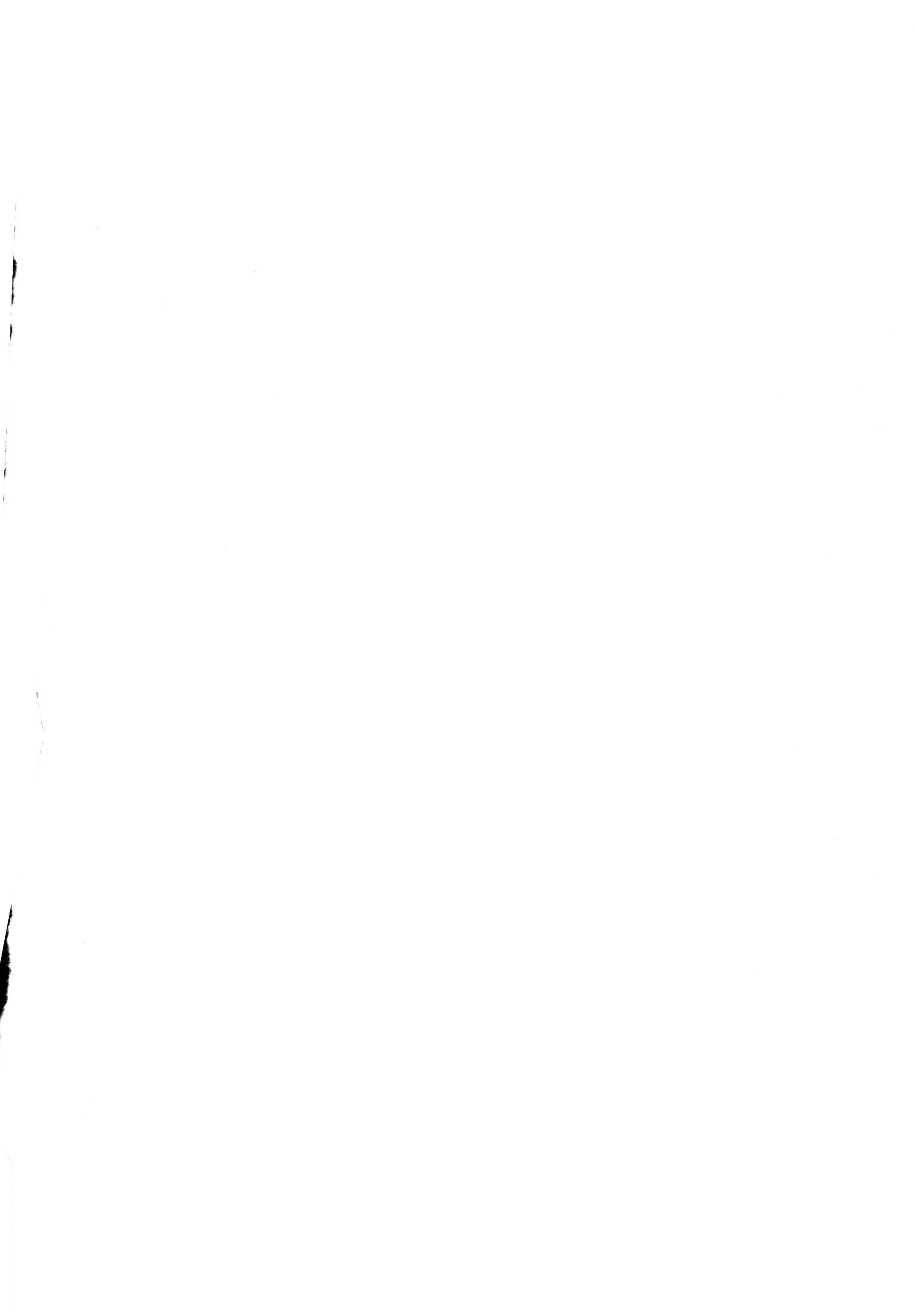